Barbara Temelie

Ernährung nach den Fünf Elementen

Bildnachweis: Fotolia.com & Tomek Twardowski, Marktoberdorf (Abbildungen)

Anmerkung zur Schreibweise (Gendering): Gendergerechtigkeit und Inklusion sind bei uns gelebte Praxis – bei der Auswahl unserer Themen, bei der Recherchearbeit, in der Gestaltung. Unsere Texte meinen alle. Damit unsere Inhalte jedoch gut lesbar bleiben, verzichten wir in diesem Werk auf die jeweilige Mehrfachnennung oder Anpassung der Schreibweise bestimmter Bezeichnungen an die weibliche, männliche oder diverse Form.

Bibliografische Information der Deutschen Nationalbibliothek

Die Deutsche Nationalbibliothek verzeichnet diese Publikation in der Deutschen Nationalbibliografie; detaillierte bibliografische Daten sind im Internet über http://dnb.d-nb.de abrufbar.

© 49. Auflage, 2025 Eugen Ulmer KG
Wollgrasweg 41, 70599 Stuttgart (Hohenheim)
E-Mail: info@ulmer.de
Internet: www.ulmer.de
Lektorat: Simone Hillebrand
Satz: M. Epperlein, Biberach a. d. Riß
Umschlaggestaltung: Feliza K.-von Beckerath

Druck: AZ Druck und Datentechnik, Kempten
Printed in Germany

ISBN 978-3-8186-2394-4

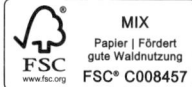

Barbara Temelie

Ernährung nach den
Fünf Elementen

Inhalt

Vorwort

Liebe Leserinnen und Leser,

bevor Sie sich in dieses Buch vertiefen, indem es ja auf etlichen Seiten um die Bekömmlichkeit der Speisen geht, möchte ich Ihnen gleich zu Anfang auch eine nützliche Empfehlung für ein wohltuendes Getränk mit auf den Weg geben, das Ihnen bereits während des Lesens hoffentlich sehr gut bekommt. Da es seit ein paar tausend Jahren das Standardgetränk der Chinesen ist, für die Essen und Trinken neben Tai-Qi und Qi-Gong die Quelle für ein langes Leben sind, wie ich auf meinen Reisen in die Großstadt Chengdu 1995 und 1996 erfahren habe, möchte ich Ihnen diesen »Zaubertrank« nicht vorenthalten.

Es ist das älteste Getränk Chinas seit der Nutzung des Feuers und wurde dort überall auf den Straßen angeboten, lange bevor die Chinesen ihr heutiges Nationalgetränk, den grünen Tee, für sich entdeckt hatten. Anscheinend, dank seiner wohltuenden Eigenschaften, war dies zumindest zu meiner Zeit (in den 90iger Jahren) immer noch weit verbreitet.

Bei jeglicher Art von Unwohlsein ist es immer das erste Hilfsmittel, bevor man das Problem mit therapeutischen Mitteln angeht. Es hat herausragende heilende Eigenschaften: Man verwende es, angefangen bei Liebeskummer, über Magendrücken bis hin zu Kopfschmerz und Menstruationsbeschwerden. Ganz ausgezeichnet schützt es uns hierzulande vor Kälte, Verdauungsbeschwerden und vor Schlafstörungen, auch weil es mit ihm leichter ist, sich den Kaffee abzugewöhnen. Außerdem hilft es übergewichtigen Menschen auf zuckersüße Softdrinks zu verzichten und abzunehmen.

Es lässt sich sehr einfach zubereiten und kann in einer Thermoskanne leicht überallhin mitgenommen werden. Mit Sicherheit hat es keine unangenehmen Nebenwirkungen und kann im Grunde alle anderen Getränke ersetzen. Es empfiehlt sich, davon pro Tag zwischen einem und zwei Litern zu trinken, vor allem in der kalten Jahreszeit. Besonders gesundheitsstärkend und entspannend wirkt eine Tasse vor dem Schlafengehen. Und nebenbei kostet es fast nichts.

Wenn Sie noch nicht von alleine darauf gekommen sind, um welches Zaubermittel es sich handelt, will ich es Ihnen gerne verraten: *heißes Wasser*. Und nun noch ein Tipp für Ihre Bestellung in einem Café oder Restaurant. Wenn Sie nach mehrmaliger Wiederholung Ihres Getränkewunsches immer noch auf Unverständnis stoßen, probieren Sie einmal diese Formulierung:»Ich hätte gern einen Tee ohne Teebeutel.«

Um den Lesefluss geschmeidiger zu halten, habe ich auf die umständliche Schreibweise, neben den männlichen jeweils auch die weiblichen Endungen anzuführen, verzichtet. Ich bitte alle meine Leserinnen dafür um Verständnis.

Einleitung

 Halten Sie es für möglich, dass Orangen und Kiwis, die Sie im Winter für Ihre Gesundheit essen, in Wirklichkeit Ihre Abwehr schwächen? Wussten Sie, dass die angeblich so gesunden Bananen Müdigkeit, Konzentrationsmangel und Verschleimung der Bronchien, insbesondere bei kleinen Kindern, verursachen können; dass Ihnen Joghurt und Magerquark kaum helfen können, schlanker zu werden?

Das sind für viele Menschen auch heute noch sensationelle Neuigkeiten, die vielleicht dazu führen, dass ihre Bemühungen um mehr Vitalität, stabilere Gesundheit und eine bessere Figur endlich die gewünschten Früchte tragen.

Etwa schon wieder eine neue Gesundheitsdiät? Nein, denn die Ernährung nach den Fünf Elementen ist keine Diät im herkömmlichen Sinne. Sie wurde auch nicht in den Laboratorien der Ernährungstheoretiker erfunden. Sie beruht auf dem jahrtausendealten Erfahrungsschatz der traditionellen chinesischen Medizin (TCM). Ihre Prinzipien werden in China auch heute noch mit Erfolg angewendet; zumindest in Kliniken und in ländlichen Gebieten, in Küchen und Restaurants. Hier im Westen ist sie jedoch für viele Menschen immer noch neu und bahnbrechend …

- für alle, die sich schon um eine gesunde und bewusste Ernährung bemüht haben, aber immer wieder an die Grenzen der verschiedenen Ernährungsformen gestoßen sind
- für wissenschaftsorientierte Leute, die bisher darauf vertraut haben, dass Vitalität, Leistungskraft und Gesundheit vor allem

durch die Zufuhr einzelner Substanzen wie Mineralien, Vitamine, Enzyme usw. erreicht werden könnte
- für lebensfrohe und kommunikative Menschen, die wissen möchten, wie sie ein zu üppiges Essen zu Hause oder die deftige Mahlzeit im Restaurant am nächsten Tag ausgleichen können
- für die Vielbeschäftigten: Sie können auch mit wenig Zeitaufwand nach den Fünf Elementen kochen oder nach diesem System ihr Menü in einem Lokal auswählen
- für all jene, die ein neues und ganzheitliches Ernährungssystem suchen, ohne dass sie gleich alle bisherigen Ernährungsgewohnheiten über Bord werfen müssen

Bahnbrechend ist die Ernährung nach den Fünf Elementen, weil sie die energetische Wirkung der Nahrungsmittel in den Vordergrund stellt und zeigt, wie Sie Ihre körperlichen und geistigen Aktivitäten, Ihre Gefühle sowie Ihren Umgang mit sich selbst und anderen gezielt beeinflussen können.

In der chinesischen Ernährungslehre gibt es keine rigiden Verbote. Ihre Ernährungsgewohnheiten verändern sich einfach dadurch, dass Sie mehr wissen: Die Schlüssigkeit des Fünf-Elemente-Systems ermöglicht einen tiefen Einblick in einseitige, krankmachende Ernährungs- und Lebensgewohnheiten und eröffnet neue Wege zu mehr Wohlbefinden und Lebensfreude.

Gesundheit, Lebensqualität, Leistungsfähigkeit und glückliche Beziehungen sind kein Zufall. Sie sind vielmehr die Resultate eigenen Tuns, des wohlwollenden Austausches mit der Umwelt und nicht zuletzt einer vernünftigen Ernährung. Und die beiden Zauberworte einer vernünftigen Ernährung lauten: Genuss und Bekömmlichkeit.

Die chinesische Ernährungslehre im Westen

 Die zunehmende Unzufriedenheit mit der Fülle an Medikamenten, die oft unbedacht verordnet werden, hat einige positive Erscheinungen mit sich gebracht. Viele Menschen nehmen die Verantwortung für ihre Gesundheit wieder selbst in die Hand. Bewusstere Ernährung und steigender Bedarf an Informationen über Nahrungsmittel sind die Folge.

Die Entwicklung eines vielversprechenden Hightech-Gesundheitswesens hat den Gesundheitszustand der Bevölkerung nicht ändern können. Viele von der klassischen Medizin enttäuschte Menschen, sind zunehmend in Heilpraktikerpraxen und auf Gesundheitsseminaren anzutreffen. Dieser Entwicklung folgt wiederum eine positive Rückwirkung auf das etablierte Gesundheitswesen. Überfüllte Arztpraxen, unzureichende Therapieergebnisse und eine Explosion der Kosten zwingen die Verantwortlichen umzudenken. Dieses Umdenken bewirkt einen Wandel in unserer Gesellschaft. Früher wurde man als Exot belächelt oder als Müslifreak verspottet, wenn man sich einer östlichen Heilkunst oder einer Ernährungslehre anvertraute. Heute lehren Medizinprofessoren chinesische Medizin an den Universitäten, und viele anerkannte Institutionen propagieren mit großem Nachdruck eine natürlichere Lebensweise. Außerdem übt inzwischen eine große Zahl einzelner Patienten Druck auf die Krankenkassen aus, um die Bezahlung alternativer, kostensparender Heilmethoden zu bewirken. Die Bereitschaft der Kassen, diesem Begehren nachzukommen, ist allerdings wieder stark rückläufig.

Unzufriedenheit mit Bestehendem führt dennoch unaufhaltsam zu mehr Offenheit gegenüber Neuem. So hat man heute die Möglichkeit, aus einem breiten Angebot an natürlichen Heilmethoden und Lebenshilfen das passende Modell auszuwählen. Die chinesische Ernährungslehre hat auf diesem Markt der Möglichkeiten einen hohen Stellenwert. Sie basiert auf klinisch geprüften therapeutischen Erkenntnissen; anhand unzähliger empirischer Studien an den großen Universitätskliniken Chinas wird ihre Wirksamkeit seit Jahrhunderten bewiesen. Des weiteren zeichnet sie sich durch ihre einfache Anwendbarkeit aus. Selbst bei der Auswahl der Speisen im Restaurant bezüglich deren Qualität kann man sie sich jederzeit zunutze machen. Die chinesische Ernährungslehre ist in hohem Maß kompatibel; das heißt, dass ihre Prinzipien in jeder anderen Kultur und in jedem anderen Klima angewendet werden können. Es sind weder besondere exotische Zutaten noch herausragende Kochkünste vonnöten. Und auf die wenig appetitanregenden mathematischen Kalkulationen von Kalorien, Nährwerten, Mineralien, Vitaminen usw. können Sie in Zukunft ebenfalls verzichten. Wenn Sie zu den Menschen gehören, die durch das Angebot an Gesundheits- und Schlankheitsdiäten völlig desorientiert sind und vor lauter Informationen nicht mehr wissen, was sie essen sollen, finden Sie in der chinesischen Ernährungslehre eine echte Alternative.

Die meisten Ernährungslehren und Diäten sowie die guten Ratschläge der Ernährungswissenschaft im allgemeinen basieren auf der Annahme, dass einzelne Bestandteile eines Nahrungsmittels einen positiven Einfluss auf bestimmte Körperfunktionen ausüben. Die Richtigkeit dieser Annahme sei unbestritten. Aber die Summe der Einzelwirkungen sagt nichts über die Gesamtwirkung aus.

Wie wirkt das Nahrungsmittel als Ganzes, als lebendige Einheit, auf den menschlichen Organismus? Fühlen Sie sich nach einer Mahlzeit wohl, oder sind Sie müde und unkonzentriert? Funktioniert Ihre Verdauung zur Genüge, oder werden Sie von Völlegefühl und Blähungen geplagt? Haben Sie eine angenehme Körpertemperatur, oder frieren Sie? Bewahrt Sie Ihre Ernährungsweise vor Erkältungen und Allergien, oder haben Sie eine schwache Abwehr? Und nicht zuletzt: Sind Sie mit Ihrer Figur zufrieden, oder machen übermäßige Fettpolster Ihnen das Leben schwer? Die hier angesprochenen Probleme sollten von einer ausgewogenen Ernährung mit frischen, natürlichen, möglichst ökologischen Zutaten gelöst werden. Denn die Ursachen sind vor allem in der Unausgewogenheit der heutigen Essgewohnheiten zu suchen. Einzelne Substanzen können diese Probleme nicht lösen. Wenn das der Fall wäre, wären Erkältungskrankheiten bei uns schon längst ausgestorben, gemessen an den Unmengen Vitamin C, die mittels Südfrüchten ständig aufgenommen werden.

Die oberflächliche Information, dass einzelne Substanzen bestimmte Symptome beheben, führt nicht nur zu einem mangelhaften Ergebnis, sondern löst auch Gesundheitsschäden aus. Die Lobeshymnen auf spezielle Vitamine und Mineralien verführt viele Menschen dazu, bestimmte Nahrungsmittelgruppen oder einzelne Nahrungsmittel besonders zu bevorzugen, beispielsweise Südfrüchte, Milchprodukte oder Bananen für Kleinkinder. Die Folgen sind Verdauungsstörungen, Energie- und Leistungsabfall sowie Immunschwäche. Die Zusammenhänge werden im weiteren Verlauf genauer erläutert. Den Folgen einer einseitigen Ernährung und den damit verbundenen Mangelerscheinungen entgeht man immer noch am besten, indem man eine breite Palette von Nahrungsmitteln verwendet und das jahreszeitlich frische Angebot nutzt. Viele Menschen, die sozusagen normal essen, leben heutzutage gesünder als manche Anhänger der verschiedenen Ernährungstheorien, weil die energetische Wirkung der Nahrungsmittel bei allen neuen Richtungen außer acht gelassen wird.

Wichtige Vertreter der Naturheilkunde im Westen wussten um die ganzheitliche und energetische Wirkung der Nahrung, so Hildegard von Bingen oder Hippokrates. Für die Weiterentwicklung ihres Wissens und ihrer Erfahrungen blieb jedoch kein Raum. Die analysierende wissenschaftliche Forschung übernahm die Verantwortung für die Gesundheit des Menschen. Und während man sich hierbei auf immer mehr Details konzentrierte, ist die Energie – aus chinesischer Sicht das Qi – in der Nahrung verlorengegangen. Was wir heute wirklich brauchen, ist ein gesunder Menschenverstand, um die richtige Auswahl der Lebensmittel zu treffen. Die Bekömmlichkeit von Speisen hat höchste Priorität, wenn es um unser Wohlbefinden geht. Das erreichen wir mit heimischen, frischen Zutaten, sowie mit aromatischen Gewürzen und Kräutern. Vor allem intensive natürliche Aromen sind wichtig, denn sie aktivieren unseren Stoffwechsel und entschlacken den Organismus. Somit sorgen sie für einen klaren Kopf und eine gute Figur!

Die traditionelle chinesische Medizin und Ernährungslehre

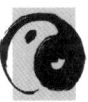 Seit 3000 Jahren bedient sich die traditionelle chinesische Medizin (TCM) eines ganzheitlichen Ernährungssystems, um die Gesundheit des Menschen zu erhalten und Funktionsstörungen im Organismus zu beheben. Im Verlauf der vergangenen drei Jahrtausende hat dieses System zur Genüge den Beweis erbracht, dass es die Gesundheit bis ins hohe Alter tatsächlich bewahrt und unausgewogene körperliche Funktionen wieder ins Gleichgewicht bringt. Neben den therapeutischen Methoden der TCM – Akupunktur, Kräutertherapie und Heilgymnastik – spielt die traditionelle chinesische Ernährungslehre in China als vorbeugende Maßnahme die wichtigste Rolle – jedoch über einen langen Zeitraum nicht in der westlichen Welt.

Die ersten Westler, die sich im 16. Jahrhundert mit der Heilkunst in China konfrontiert sahen, waren Missionare, gefolgt von abenteuerlustigen Wissenschaftlern. Das spektakulärste Phänomen der chinesischen Medizin, das diese ersten Fernostreisenden zu sehen bekamen, war mit Sicherheit die Akupunktur. Jeder, der schon einmal ein Photo von einer Operation in einer chinesischen Klinik gesehen hat, kann den nachhaltigen Eindruck, den dieses Bild hinterlässt, leicht nachvollziehen. Während die Ärzte am geöffneten Körper des durch Akupunktur anästhesierten Patienten arbeiten, unterhält sich jener mit der OP-Schwester. Wen wundert es, dass in erster Linie die Akupunktur die Neugierde der westlichen Forscher erregte und den Fachbüchern der Akupunktur die erste Übersetzerarbeit galt. Dass dem Patienten spezielle Speisen verabreicht wurden oder die junge Mutter direkt nach der Geburt eine Hühnersuppe zu essen bekam, die 28 Tage lang vor sich hin geköchelt hatte, ist nicht sonderlich aufgefallen.

Eine weitere Ursache für die Unterbewertung der Ernährungstherapie gegenüber der Akupunktur ist folgende: Die Kirche und ebenso die Wissenschaft waren bis vor wenigen Jahren Domänen der Männer. Weder Missionaren noch Wissenschaftlern war die wunderbare Wirkung kräftiger Suppen und Kräutertees eine Erwähnung wert gewesen. Wie sollten also die Daheimgebliebenen davon erfahren haben? Es gibt da allerdings eine Ausnahme. Ein chinesisches Heilkraut, dessen Ruhm im Westen inzwischen weit verbreitet ist, hatte die Aufmerksamkeit der männlichen Reisenden erregt. Die Ginseng-Wurzel! Doch nicht etwa wegen ihrer potenzsteigernden Wirkung?

Kräuter- und Ernährungstherapie sind in China eng miteinander verwoben. Im Klinikalltag ebenso wie in privaten Küchen werden Heilkräuter oft zusammen mit den Speisen gekocht. So findet man häufig in einer Hühnersuppe die leicht bitter schmeckende Dangui-Wurzel. Hühnersuppe nährt und regt die Säfteproduktion des Körpers an. Dangui-Wurzel hat eine blutaufbauende Wirkung. Durch die Kombination von beiden wird aus einer einfachen Suppe eine köstliche Blutmedizin. Für die Chinesen ist es selbstverständlich, dass eine Speise nicht nur schmackhaft ist, sondern darüber hinaus eine gezielte gesundheitsfördernde Wirkung hat. Auf diese Weise erlangt die Kunst des Kochens einen sehr hohen Stellenwert.

Hierbei ist es wichtig, zwischen therapeutischer und alltäglicher Ernährung zu unterscheiden. Im Rahmen dieses Buches geht es darum, die allgemeinen Richtlinien zugänglich zu machen. Therapeutische Prinzipien können nur angewendet werden, wenn eine Diagnose, basierend auf dem Wissen der TCM, zugrunde liegt. Seit den Anfängen der chinesischen Ernährungslehre sind viele Touristen über die Chinesische Mauer gelaufen, und die Essgewohnheiten und Bedürfnisse der Chinesen haben sich geändert. Die Ernährungsprinzipien sind jedoch in vielen Familien, die in einer Gemeinschaft zusammenleben und in den kleinen Garküchen die gleichen geblieben, und werden tagtäglich mit Erfolg angewendet. Davon konnte ich mich während meines dreimonatigen Aufenthaltes im alten Teil der riesigen Stadt Chengdu 1997 noch überzeugen. Anhand dieser Tatsachen darf man mit Recht behaupten, dass die chinesische Ernährungslehre zu den erfolgreichsten und erprobtesten Ernährungssystemen gehört, die wir kennen. Es wäre eine große Bereicherung, wenn – neben den privaten Küchen, den Kantinen und Restaurants, vor allem unsere Krankenhäuser von dieser Ernährungsform inspiriert werden und profitieren können. Es geht ja nicht darum, chinesische Gerichte zu kochen, sondern darum, die Prinzipien der Fünf-Elemente-Lehre und des Yin und Yang für die heimische Küche anzuwenden. Diese lassen sich dann beliebig auf vertraute Gerichte aus anderen Ländern, wie etwa die Mittelmeerküche, übertragen.

Ist er Koch oder Arzt?
Ist dies eine Apotheke oder ein Restaurant?
Fisch, Fleisch, Gemüse, Frühlingszwiebel und Porree:
Köstliche Gerichte verbannen Tabletten und Pillen,
Nahrhafte Speisen sind das Mittel gegen alle Leiden.

Chinesisches Gedicht, Herkunft unbekannt

Die Langlebensphilosophie der Chinesen

 Der vergebliche Versuch, aus unedler Materie das edle Metall Gold zu gewinnen, ist nur ein Beispiel für das Streben nach technischem Fortschritt im Westen, das den Werdegang unserer Zivilisation entscheidend geprägt hat. In China war es das Streben nach Unsterblichkeit oder zumindest nach einem recht langen Leben, das eine Fülle kultureller Errungenschaften, darunter die TCM und mit ihr die Diätetik, hervorbrachte. Diese Entwicklung verdankt China dem Taoismus, der seine Erkenntnisse aus der Beobachtung der Natur und aus dem Verstehen kosmischer Zusammenhänge gewinnt.

Eines der Hauptthemen im Taoismus ist die Lehre von den Wandlungen. Sie besagt, dass es im gesamten Kosmos keinen statischen Zustand gibt; alles ist ständig in Bewegung. Wenn uns ein Zustand statisch erscheint, liegt dies lediglich daran, dass der Entstehungs- oder Zerfallsprozess so langsam vonstatten geht, dass wir ihn nicht wahrnehmen können. Wenn wir ein paar Jahre lang einen Stein oder ein Gebirge beobachten, dann erscheinen diese statisch, es gibt keine sichtbare Veränderung. Nach einem viel größeren Zeitraum jedoch könnten wir eine Veränderung deutlich sehen. Die Natur »denkt« hierbei nicht in Jahren, sondern in Jahrmillionen.

Wir Menschen sind ebenfalls einem ständigen Wandlungsprozess unterworfen, und was die Zukunft bringen wird, ist im Grunde genommen ungewiss. Um dieser existentiellen Unsicherheit zu entgehen, haben die Menschen versucht, die Gesetzmäßigkeiten, nach denen sich Veränderungen vollziehen, zu erkennen. Wenn man versteht, wie etwas geschieht, wird es vorhersehbar, kalkulierbar und verliert seinen Schrecken. Die Angst vor dem Ungewissen im menschlichen Dasein ist ein wichtiger Motor, der Philosophien, Religionen, Kultur und technischen Fortschritt hervorbringt.

In China hat die Sehnsucht nach einer Erlösung von den Schrecken des menschlichen Daseins – Unglück, Krankheit und Tod – den Taoismus hervorgebracht. Die Entwicklung von Weisheit und die Erkenntnis vom Ursprung des Seins waren die Ziele der Schüler des taoistischen Meisters Laotse. Viel Zeit musste auf geistige Übungen verwendet werden, um die hohe geistige Reife zu erlangen, die diese Menschen anstrebten. Da sie der Wiedergeburt weniger Bedeutung beimaßen als der Buddhismus, der erst 500 n. Chr. nach China kam, war ihr höchstes Ziel, Unsterblichkeit oder zumindest ein hohes Lebensalter zu erreichen. Alle anderen Bedürfnisse wurden dieser Absicht untergeordnet. Ursprünglich diente das Streben nach einem langen Leben dem übergeordneten Ziel, auf die Erleuchtung hin zu arbeiten. Mit der Zeit allerdings entwickelte die Langlebensphilosophie eine Eigendynamik. Das Eigentliche, die Erleuchtung, trat in den Hintergrund. Das Erlangen eines hohen Alters in Gesundheit war zum Selbstzweck, zu einer fixen Idee der Chinesen geworden.

Unzählige Gesundheitsübungen meditativer und heilgymnastischer Art zeugen von diesen Bemühungen. Tai Qi Chuan ist eine der bekanntesten Methoden. Die anderen therapeutischen Mittel der TCM – die Akupunktur, die Kräuter- und Ernährungstherapie – und insbesondere die Diagnostik wurden von dieser Entwicklung entscheidend geprägt. Die Langlebensidee erzeugte einen hohen Anspruch an die diagnostischen Fähigkeiten der Ärzte mit dem Ziel, das Entstehen krankhafter Prozesse gar nicht erst zuzulassen. Dies ging einher mit einem umfassenden Wissen über die Ursachen von Krankheit.

Der medizinische Erfahrungsschatz wurde innerhalb der Arztfamilien als Geheimwissen bewahrt und vererbt. Diese Tradition, eine Folge der politischen und sozialen Struktur Chinas, diente zwar der Reinhaltung und der korrekten Überlieferung der Lehre, der medizinischen Versorgung des allgemeinen Volkes diente sie jedoch nicht.

Vorbeugen, das oberste Gebot der TCM, erfordert eine große Geschicklichkeit, was die Früherkennung von Funktionsstörungen anbelangt. Noch heute erlaubt die medizinische Diagnostik, Krankheiten oder, besser gesagt, ein Ungleichgewicht zu erkennen, bevor überhaupt ernsthafte Symptome aufgetreten sind. Durch das Betasten des Pulses am Handgelenk an sechs verschiedenen Stellen auf zwei Ebenen lassen sich genaue Aussagen über das Befinden der zwölf Organe und über die Gesamtkonstitution des Menschen machen. Das genaue Betrachten der Zunge – Farbe, Form, Feuchtigkeit und Beweglichkeit, ebenso Farbe und Art des Belages – ist ein weiteres bedeutendes diagnostisches Mittel. Das Bild wird vervollständigt durch das Befragen des Patienten und durch die Gesichts- und Körperdiagnostik. Das ist die praktische Vorgehensweise, die dem Einsatz therapeutischer Ernährungsratschläge zur Vorbeugung oder Behebung einer Erkrankung vorausgeht.

Das frühzeitige Erkennen von krankhaften Veränderungen setzt jedoch noch etwas anderes voraus: eine andere Sichtweise. Der Magen ist nicht erst krank, wenn er weh tut. Bevor Magenschmerzen auftreten, war der Krankheitsprozess bereits im Gang. Bevor es zu einem Herzinfarkt kommt, litt der Betroffene womöglich bereits seit geraumer Zeit unter Beschwerden. Wenn zum Beispiel Schlafstörungen oder innere Unruhe auftreten, dann könnte die Überforderung am Arbeitsplatz oder eine emotionale Belastung der Hintergrund sein. 60 % der deutschen Bevölkerung klagen über Symptome wie Schlafstörungen, innere Unruhe, Übelkeit, Verstopfung, Übergewicht, Müdigkeit, Konzentrationsmangel und andere, sogenannte funktionelle Störungen. Gegen alle diese Probleme gibt es Medikamente. Nach dem eigentlichen Ursprung der Beschwerden fragt bei uns kaum jemand, und der Zusammenhang zwischen einem zunächst banalen Symptom und einer späteren ernsthaften Krankheit wird meist nicht erkannt. Die traditionelle chinesische Diagnostik vollbringt diesbezüglich keine Wunder. Sie fragt lediglich nach dem Ursprung und erkennt die Zusammenhänge. Um diese Zusammenhänge zu verstehen, ist es wichtig, die chinesische Betrachtungsweise des menschlichen Körpers etwas genauer zu untersuchen.

Ungleichgewicht der Körperfunktionen

Was ist Gesundheit?

Leben basiert grundsätzlich auf zwei Komponenten: Energie und Substanz. Ist eine der beiden Komponenten übermäßig oder nur unzureichend vorhanden, dann ist der Mensch krank. Fehlt eine Komponente ganz, gibt es kein Leben. Tod bedeutet, dass Energie und Substanz sich voneinander trennen. Mit dieser Anschauung befinden wir uns bereits inmitten eines chinesischen Denksystems: im Yin-Yang-Modell.

Energie, von den Chinesen Qi genannt (»Tschi« gesprochen), hat Yang-Charakter wie alles Helle, Lichte, nach oben und nach außen Gerichtete, wie der Tag, die Sonne, das Männliche, das Aktive, das Nichtmaterielle, das Nichtsichtbare, das Nichtfassbare.

Substanz hat Yin-Charakter wie alles Dunkle, Schattige, nach unten und nach innen Gerichtete, wie die Nacht, der Mond, das Weibliche, das Bewahrende, das Materielle, das Sichtbare, das Fassbare.

Qi und Substanz sind wie Feuer und Wasser. Sie kontrollieren sich gegenseitig. Feuer kann Wasser verdampfen, und Wasser kann Feuer löschen. Das harmonische Zusammenspiel beider Pole sorgt im gesunden Organismus für eine ausgewogene Temperatur und Dynamik. Ungleichgewicht bedeutet in diesem Sinne: zu heiß oder zu kalt, zu trocken oder zu feucht, zu schnell oder zu langsam.

Im Sprachgebrauch der chinesischen Medizin wird der Yang-Faktor, Energie, immer Qi genannt. Für den Yin-Faktor sind die

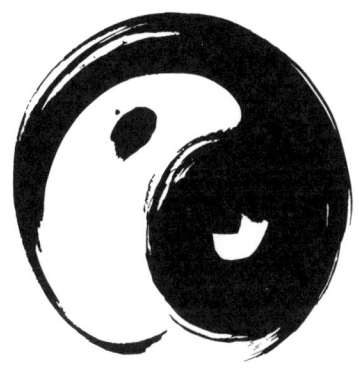

Das Yin-Yang-Modell:

Yang ist das Qi, das Helle, der Tag, die Sonne, das Männliche, das Aktive, das Nichtmaterielle, das Nichtsichtbare, das Nichtfaßbare.

Yin ist die Substanz, das Dunkle, die Nacht, der Mond, das Weibliche, das Bewahrende, das Materielle, das Sichtbare, das Faßbare.

Begriffe Blut, Säfte und Substanz gebräuchlich, wenn es darum geht, die Polarität von Yin und Yang auf der Körperebene darzustellen. Manchmal spricht man von Qi und Blut und ein anderes Mal sagt man Qi und Säfte.

Das Yang des Körpers

Auf körperlicher Ebene bedeutet Yang, Qi und Wärme, und meint das, was den Organismus mit all seinen Funktionen am Leben erhält; alle Gefühle, Gedanken und alles Geistige sind ebenfalls darin enthalten. Zusammenfassend also: alles nicht Sichtbare, das zum Lebendigsein dazugehört. Die erste Stufe eines Mangels im Bereich des Yang wird als *Qi-Mangel* bezeichnet. Er drückt sich unter anderem durch Müdigkeit und Konzentrationsmangel aus. Ein Mangel an Qi und Wärme ist schlimmer als der Qi-Mangel und wird *Yang-Mangel* genannt. Er beinhaltet alle Symptome des Qi-Mangels und geht darüber hinaus mit Kälteempfindungen wie Frösteln und kalten Füßen sowie mit geistiger und körperlicher Erschöpfung einher. Einen Überschuss an Yang, eine sogenannte *Yang-Fülle*, zeigt sich als Hitzeempfindung, rote Gesichtsfarbe, als Zornausbruch und übersteigerte Aktivität.

Wir haben es bei einem Ungleichgewicht entweder mit einer Fülle oder einem Mangel des Yang oder mit einem Mangel des Qi zu tun (eine Qi-Fülle gibt es nicht, da Qi immer etwas Positives ist). Im ersten Fall sagt die chinesische Medizin:»Das Yang ist in Fülle.« In den anderen Fällen heißt es:»Das Yang oder das Qi ist geschwächt.« Oder man sagt ganz allgemein:»Die Yang-Wurzel des Menschen ist gestört.«

Das Yin des Körpers

Für das Yin des Körpers stehen die Begriffe Blut, Säfte und Substanz. Damit ist alles Substantielle gemeint: Körperflüssigkeiten, Blut, Knochen, Gewebe, Muskeln, Gehirnmasse usw., mit anderen Worten ausgedrückt, alles Sichtbare. Wenn»die *Yin-Wurzel* des Menschen gestört ist«, kommt es zu einem Blutmangel, einem Yin-Mangel oder einer Yin-Fülle. Bei einer Yin-Fülle handelt es sich um eine sogenannte Feuchtigkeit im Körper, die nicht mit den guten Körpersäften gleichzusetzen ist. Hier bilden sich Wasseransammlungen und Schlacken im Gewebe, die zu geschwollenen und schweren Gliedmaßen führen. Des weiteren kann es zu Verschleimung der Bronchien, Cellulitis, Übergewicht, Trägheit und Niedergeschlagenheit kommen.

Die erste Stufe eines Mangels der Yin-Wurzel ist der sogenannte *Blutmangel, der häufig Frauen betrifft.* Diese Diagnose bedeutet in der chinesischen Medizin etwas anderes als in der Schulmedizin. Sie umfasst sowohl eine Minderung der Blutmenge, oftmals aufgrund einer starken Periodenblutung, als auch der Blutfunktion. Der Blutmangel ist weniger tiefgreifend als der Yin-Mangel und zeigt sich im wesentlichen als Lichtempfindlichkeit der Augen, Neigung zu Muskelkrämpfen und Blässe des Gesichtes.

Ein *Yin-Mangel* dagegen tritt häufiger bei Männern auf. Er

zeichnet sich durch Trockenheit aus, die Körpersäfte erschöpfen sich. Der Mensch ist dann unruhig und nervös, eventuell mager. Haut und Haare neigen zu Trockenheit. Er leidet häufig unter Nachtschweiß, Schlafstörungen und heißen Füßen in der Nacht. Die unangenehmen Begleiterscheinungen der Wechseljahre der Frau – Hitzewallungen, Nachtschweiß und Schlafstörungen – sind Zeichen eines natürlichen Yin-Mangels, der bewirkt, dass die Menstruation aufhört, so dass die älter werdende Frau davor bewahrt wird, weiterhin Blut zu verlieren.

Die hier angeführten Beispiele geben einen allgemeinen, groben Einblick in die Art und Weise, wie die chinesische Medizin Funktionsstörungen versteht. In der Praxis ist es die Aufgabe der Diagnostik, eine Unausgewogenheit zwischen Yin und Yang *in jedem einzelnen Organ* festzustellen. Ein Ungleichgewicht in einem Organ ist dann eingetreten, wenn es zuviel oder zuwenig Yin oder Yang hat oder wenn das Qi stagniert. Da alle Organe miteinander in Verbindung stehen und voneinander abhängen, bedeutet Gesundheit, die harmonische Zusammenarbeit der Organe aufgrund eines ausgewogenen Angebotes an Qi und Säften.

Da der Mensch permanent inneren und äußeren Schwankungen unterworfen ist, ist das Ausgleichen ein Prozess, der in einem gesunden Organismus ständig vonstatten geht. Wenn ein Organ kurzfristig in einer Fülle oder Leere ist, sorgen die anderen Organe durch Zuführen oder Abziehen von Qi und Säften dafür, dass das Gleichgewicht wiederhergestellt wird. Eine bekömmliche Ernährungsweise, die für ein ausgewogenes Angebot an Qi und Säften sorgt, und ein ausgewogener Lebensstil bewirken, dass die inneren Schwankungen in einem zulässigen Rahmen bleiben. Auf dieser Basis ist der körpereigene Regulierungsmechanismus in der Lage, eine kurzfristige Belastung, die in einem Organ eine Leere oder eine Fülle erzeugt, auszugleichen.

Wie sorgt der Organismus für Ausgewogenheit?

Dieses Kapitel dient dazu einen Einblick in die Physiologie, also die Funktionsweise des Körpers in der chinesischen Medizin zu erlangen. Wie bereits erläutert wurde, handelt es sich bei der Funktionsstörung, die in der TCM-Praxis auch Syndrom genannt wird, immer um ein Zuviel oder Zuwenig an Yang (= Qi und Wärme) oder Yin (= Säfte und Blut) in einem oder mehreren sogenannten Organen. Das Blut fließt bekanntlich in den Blutgefäßen, das Qi fließt in Meridianen, feinstofflichen Leitbahnen, und zirkuliert aber auch frei im Körper. Der Qi-Fluss in den Meridianen und der Blutfluss in den Gefäßen stehen in engem Zusammenhang. Sie fördern sich gegenseitig und sorgen für die Durchlässigkeit des Organismus, indem die Meridiane und das Blut die Organe miteinander verbinden. Aus Sicht der TCM nährt, kühlt und befeuchtet Blut den Körper und ermöglicht die Regeneration des Organismus. Es fördert die geistige Ruhe, die Fähigkeit sich zu entspannen, und einen erholsamen Schlaf.

Qi dynamisiert, transportiert, scheidet aus und wärmt. Eine der wichtigsten Funktionen besteht jedoch darin, Körperfremdes, wie Nahrung, in Körpereigenes, wie etwa Muskeln und Knochen, umzuwandeln. Diese sogenannte Stoffwechselfunktion und die Ausscheidung der Abfallstoffe, die bei jedem Transformationsprozess, z.B. Verdauung, anfallen, kann nur mit Hilfe von Qi vonstatten gehen.

Qi aktiviert den Menschen, auch den Geist, und bringt den Antrieb, die Gefühle und die Lebensfreude hervor. Je nachdem, welche speziellen Aufgaben es gerade erfüllt, erhält es unterschiedliche Namen. Sorgt es für eine gute Abwehr, dann heißt es Wei-Qi (Abwehrenergie). Das Wei-Qi schützt den Organismus vor ansteckenden Krankheiten und bioklimatischen Einflüssen. Es fließt nicht im Meridiankreislauf, sondern zirkuliert frei im Körper und um den Körper herum.

In der TCM kennt man fünf Organpaare: Leber-Gallenblase, Herz-Dünndarm, Milz-Magen, Lunge-Dickdarm, Nieren-Blase. In dieser Reihenfolge werden die Organe über den Meridiankreislauf mit Qi versorgt. Deshalb wird der Kreislauf Fütterungszyklus genannt. Auf den Seiten 98 und 113 veranschaulichen Graphiken den Fünf-Elemente-Zyklus.

Ein Paar besteht immer aus einem Yin- und einem Yang-Organ. Das erstgenannte ist das Yin-, das zweite das Yang-Organ. Die Yin-Organe, auch Speicherorgane genannt, stellen Qi und Yin bereit. Die Yang-Organe, auch Hohlorgane genannt, dienen unter anderem der Aufnahme der Nahrung und Atemluft, der Verdauung und Ausscheidung.

Tritt eine Belastung auf, wodurch in einem Organ vermehrt Qi oder Säfte verbraucht werden, so ist das Organ in doppelter Weise geschützt. Zum einen ist das Partnerorgan bestrebt, den Mangel seines Partners auszugleichen und zum anderen verfährt das vorgelagerte Organpaar ebenso. Wenn beispielsweise in der Milz ein Qi-Mangel auftritt, wird das Paar Herz-Dünndarm vermehrt Qi an die Milz abgeben, um das Gleichgewicht wiederherzustellen.

Die größte Hilfe kommt jedoch erfahrungsgemäß von dem starken Yang der Niere, wenn das Qi der Milz vor allem durch kalte Rohkost, saure Milchprodukte und Brotmahlzeiten geschwächt ist, die im Gegensatz zu gekochten, gehaltvollen Speisen keine wärmenden Gewürze enthalten. Langfristig kann sich daraus ein Yang-Mangel der Niere entwickeln, von dem in der Ernährungsberatungspraxis leider viele gesundheitsbewusste Frauen aufgrund fehlgeleiteter Empfehlungen betroffen sind.

Das hier gezeichnete Bild ist eine starke Vereinfachung des komplexen Zusammenspiels der Organe untereinander. Es soll deutlich machen, wie sehr die Einzelteile kooperieren. Aufgrund dieser engen Verbindungen werden Störungen – ebenso wie positive Einflüsse – über kurz oder lang immer mehrere Organe oder den ganzen Organismus beeinflussen. Daher ist eine ausgewogene Ernährung der beste Schutz vor körperlichen und geistigen Schwächen. Der *Qi-, Blut- und Säfte-Aufbau* durch hochwertige, gehaltvolle Nahrungsmittel sorgt dafür, dass die Organe gut versorgt werden und bei Belastungen den Prozess des Ausgleichens vollziehen können.

Funktionsschwächen frühzeitig erkennen und behandeln

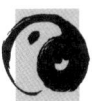 In den nachfolgenden Kapiteln werden die Anzeichen und Symptome von Funktionsschwächen, die in der TCM-Praxis *Syndrome* genannt werden, aufgezeigt, die in einem Organ einen Fülle- oder einen Leere-Zustand erzeugen können. Außerdem wird zwischen inneren und äußeren auslösenden Faktoren unterschieden. Zu den inneren zählen belastende Emotionen und geistige Unruhe, zu den äußeren bioklimatische Einflüsse, Umwelt und nicht zuletzt die Ernährung. Das Ungleichgewicht, das diese Faktoren auslösen können, zeigt sich – wie bereits erwähnt – als Fülle- oder Leerezustand oder auch als eine Blockade im Qi-Fluss.

Störungen, die in erster Linie das Qi und das Yang betreffen, werden als »Ungleichgewicht der Yang-Wurzel« bezeichnet. Innerhalb der Yang-Wurzel kommt es – wie schon geschildert – zu folgenden Syndromen: Qi-Mangel, Yang-Mangel und Yang-Fülle, wobei Yang in diesem Zusammenhang für Wärme oder Hitze steht. Ein Qi-Mangel ist die erste Stufe in der Entwicklung. Qi-Mangel bezeichnet einen Energieverlust, der Yang-Mangel einen Verlust an Qi und Wärme, also einen Kältezustand. Yang-Fülle dagegen bedeutet ein Übermaß an Hitze im Körper und kann langfristig zu einer Austrocknung der Körpersäfte, also zu einem Yin-Mangel, führen.

Störungen, die in erster Linie das Yin betreffen, werden als »Leere oder Fülle der Yin-Wurzel« bezeichnet. Innerhalb der Yin-Wurzel kommt es zu folgenden Syndromen: Blutmangel, Yin-Mangel und Yin-Fülle. Diese Syndrome entwickeln sich über einen längeren Zeitraum, und dementsprechend gibt es graduelle Abstufungen, was den Schweregrad angeht. Ein Blutmangel ist im Vergleich zu Yin-Mangel leichter zu beheben, während der Yin-Mangel mit einer Austrocknung der Körpersäfte einhergeht und sich bis hin zu einer Schwäche der Körpersubstanz entwickeln kann. Dann können Abmagerung, Haarausfall und Osteoporose (Knochenentkalkung) auftreten.

Die Yin-Fülle steht für eine übermäßige Ansammlung von sogenannter Feuchtigkeit im Körper, die zu einem gedunsenen Gewebe in verschiedenen Körperregionen führt. Übergewicht geht immer mit einer solchen Yin-Fülle einher und bedeutet, dass die Ausleitung von Abfallstoffen im Körper reduziert ist. Langfristig kann sich Feuchtigkeit in zähen Schleim verwandeln, sofern gleichzeitig eine Hitze-Symptomatik (Yang-Fülle) vorhanden ist, die zur Entstehung entzündlicher Prozessen beitragen könnte.

In der Ernährungsberatungspraxis und in meinen Seminaren, die fast ausschließlich von gesundheitsbewussten Frauen besucht werden, haben etwa 80 % übergewichtiger und schlanker Frauen ein aufgedunsenes Gewebe. Eine Ausnahme bilden Frauen, die bereits das sechzigste Lebensjahr überschritten haben und auf die dubiosen Ernährungsempfehlungen der vergangenen Jahrzehnte von Seiten der Deutschen Gesellschaft für Ernährung und der Weltgesundheitsorganisation nicht hereingefallen sind. Sie haben sich weder die Butter vom Brot nehmen lassen noch haben sie auf ihr Frühstücksei verzichtet. Sie haben einen Faible für bittere Blattsalate wie Rucola, Radicchio und Chicorée, die Giftstoffe ausleiten und schlank machen – als Begleitung zu einem gehaltvollen Stück Fleisch oder sättigenden Hülsenfrüchten mit Öl oder guter Butter, die Ihnen genug Eiweiß für die nötige Tatkraft bieten und lang anhaltend sättigen.

Ausgewogenheit der Yang- und Yin-Wurzel bedeutet Gesundheit

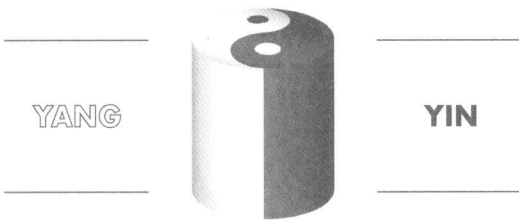

YANG   YIN

In der Fünf-Elemente-Lehre geht es immer darum die Ausgewogenheit von Yin- und Yang zu erhalten und zu fördern. Das gilt für die Funktionen des Körpers und des Geistes und ebenso für die Ernährung. Wobei wir auf das, was wir üblicherweise dreimal am Tag zu uns nehmen gewiss am meisten Einfluss haben. Diese Chance sollten wir nutzen. Zumal ein noch so einfaches und ausgewogenes bekömmliches Gericht auf das wir Appetit haben, nicht nur dem Körper gut tut. Es erzeugt auch ein Wohlgefühl und eine innere Zufriedenheit, wenn man sich selbst eine »gute Mutter« ist. Ausgewogenheit ist die Voraussetzung für eine gute Gesundheit. Darum ist es auch sehr wichtig, dass sich die Yin- und die Yang-Wurzel der Organe die Waage halten.

Zur *Yin-Wurzel* gehören die materiellen Substanzen, das Blut, die Körpersäfte und alle Gewebe, aus denen der menschliche Körper beschaffen ist. Wenn diese ausreichend vorhanden sind, hat der Mensch die Fähigkeit, sich durch Entspannung und einen erholsamen Schlaf zu regenerieren; dann ist auch sein Nervenkostüm in einem ausgewogenen Zustand.

Die *Yang-Wurzel* bringt das dynamische Qi und die Körperwärme hervor, die für unsere körperliche und geistige Vitalität sorgen und ebenfalls für eine starke Abwehrkraft. Zur körperlichen Vitalität gehört auch die Libido oder sexuelle Potenz. Diese fördern wir, indem wir unsere Speisen mit erwärmenden Gewürzen anreichern und alle rohen, kalten Zutaten nur in kleinen

Mengen zu uns nehmen. Aber bitte nicht übertreiben, was die warmen oder heißen Zutaten wie etwa Chilis angeht. Denn jegliches Übermaß kann das gesunde Gleichgewicht von *Yin und Yang* wieder stören.

Yang-Wurzel-Schwäche

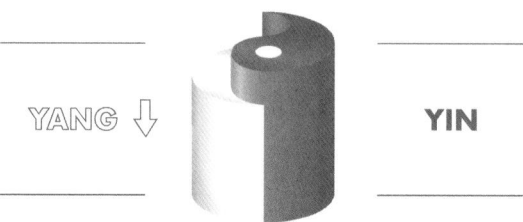

In einem gesunden Organismus stützen und kontrollieren sich Yin und Yang gegenseitig. Auf der einen Seite der Waagschale befindet sich das Yang, das für die Dynamik des Qi und für die Körperwärme zuständig ist. Solange die Yang-Funktionen ausreichend vorhanden sind, ist ein übermäßiges Ansteigen des kühlenden und befeuchtenden Yin, also eine Yin-Fülle, normalerweise nicht möglich. Es sei denn, dass man in dem Glauben sich etwas Gutes zu tun, häufig zu Milchprodukten greift oder obendrein zu Süßigkeiten, Süßstoff und Light-Produkten, die zu einer Yin-Fülle führen. Das bedeutet, dass sich Schlacken im Körper ansammeln, die immer die Ursache für Übergewicht sind.

Zu den Ursachen einer Schwächung des Yang, Qi und der Wärme, gehören auch bioklimatische Kälteeinwirkung und chronische körperliche Überanstrengung im Beruf, oder beim Sport wie etwa beim Marathonlauf. Da die Organfunktionen im fortgeschrittenen Lebensalter naturgemäß schwächer werden, ist es folglich umso wichtiger mit zunehmendem Alter für eine hochwertige und gehaltvolle Ernährung zu sorgen.

Die Hauptursachen für den, sehr häufig bei gesundheitsbewussten Frauen auftretenden, Milz-Qi- und Nieren-Yang-Mangel, sind jedoch seit den neunziger Jahren die dubiosen Empfehlungen viel Milch, Käse, Joghurt, Rohkost und Vollkornbrot zu essen, die normalerweise nicht mit wärmenden Aromen einhergehen. Während der Verzehr von aromatischen, stärkenden Zutaten, wie etwa in einer Fleischbrühe oder einem Eiergericht hinzugefügt, sehr schnell und deutlich spürbar zu einer Stärkung des Milz-Qi und des Nieren-Yang führen. Dann hat man dank dieser Energiegabe an die Niere wieder mehr Tatkraft und durch die Funktionsanregung der Milz fühlt man sich nach dem Essen Pudelwohl.

Es besteht also überhaupt kein Grund sich Sorgen zu machen, wenn Sie in den folgenden Kapiteln Symptome entdecken, von denen Sie betroffen sind, die man in der westlichen Medizin ja auch nicht als »Symptome einer Krankheit« bezeichnen würde. Sie werden in diesem Buch viele nützliche und ausgleichende Hinweise finden, die Ihnen den Weg zu einer bekömmlichen Ernährung weisen. Darüberhinaus können Sie sich am Ende dieses Buches auch das Cover des »Fünf Elemente Kochbuchs« anschauen, das Ihnen unter anderem den »Fünf-Elemente-Küchenzauber« und 200 weitere Rezepte präsentiert.

Milz-Qi-Mangel

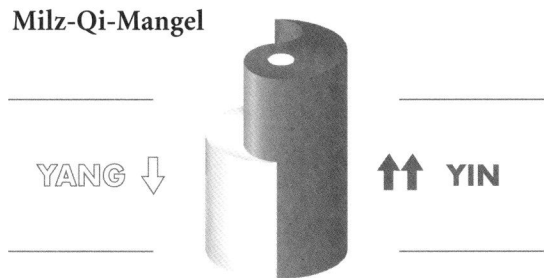

YANG ⇩   ⇧⇧ YIN

Qi-Mangel: Im Verhältnis zur Yin-Wurzel ist die Yang-Wurzel abgesenkt

Hinweis: Denaturierte Produkte oder ein Mangel an fett-und eiweißreicher Nahrung und der übermäßige Verzehr von rohen und kühlenden Zutaten sind die Hauptursachen für einen Milz-Qi-Mangel

- Appetitlosigkeit, vor allem morgens
- Müdigkeit, vor allem nach dem Essen
- Völlegefühl, Blähungen
- breiiger Stuhl mit unverdauten Nahrungsresten
- kalte Hände und Füße
- schwaches Bindegewebe
- Heißhunger auf Süßes
- Konzentrationsschwäche
- häufiges Grübeln

Mehr dazu finden Sie in dem Kapitel Erd-Element siehe S. 127 ff.

Nieren-Yang-Mangel

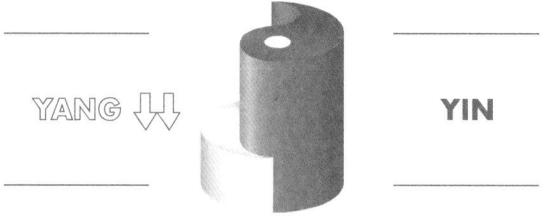

Yang-Mangel: Im Verhältnis zur Yin-Wurzel ist die Yang-Wurzel stark abgesenkt

Hinweis: Der Nieren-Yang-Mangel entsteht in der Regel auf dem Hintergrund eines Milz-Qi-Mangels, sodass sich die Symptome der beiden Syndrome miteinander vermischen.

- Antriebsschwäche, Erschöpfung
- Schwäche der Tatkraft
- häufiges Frieren
- Kältegefühl von den Füßen bis zum Po
- häufiges Wasserlassen, auch in der Nacht
- Rückensteifigkeit morgens nach dem Aufstehen, bessert sich durch Bewegung
- Abneigung gegen kalte Speisen und Getränke
- starkes Bedürfnis nach Kaffee
- eventuell Ängste und Unsicherheit
- schwache Libido, eventuell Impotenz

Yin-Fülle

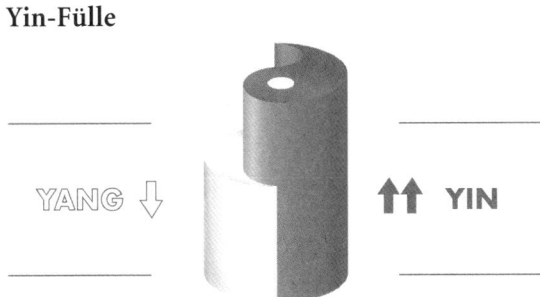

YANG ⇩   ⬆⬆ YIN

Yin-Fülle: Die Yin-Wurzel ist übermäßig erhöht und die Yang-Wurzel ist abgesenkt

Hinweis: Eine Yin-Fülle beruht immer auf einem Milz-Qi-Mangel und geht mit dessen Symptomen einher. Im Sprachgebrauch der chinesischen Medizin wird dieses Syndrom häufig auch als »Feuchtigkeit« bezeichnet. Gemeint ist damit die Einlagerung von Schlacken im Gewebe, die zu Wasseransammlungen führen, die wiederum die Ursache für Cellulitis und Übergewicht sind.

- Wasseransammlung im Gewebe in Gesicht, Armen oder Beinen
- Schweregefühl, vor allem in den Gliedmaßen
- möglicherweise Übergewicht
- möglicherweise ein dumpfes Kopfgefühl, wodurch die Aufnahmefähigkeit geschwächt ist
- sehr wenig Durst
- Neigung zu Niedergeschlagenheit aufgrund der Schwere des Körpers

Wichtige Anmerkung zu den Funktionsschwächen
Bitte beachten Sie, dass heutzutage nahezu alle Menschen in den Industrieländern einen mehr oder weniger stark ausgeprägten Milz-Qi-Mangel haben, größtenteils aufgrund von denaturierten Produkten, eiskalten Getränken und häufigen Diäten (das gilt inzwischen sogar für Kinder). Daraus kann sich ein Nieren-Yang-Mangel entwickeln; dieser wird unter anderem auch durch eine Überforderung im Berufsalltag ausgelöst. Und wie gesagt sind auch gesundheitsbewusste Menschen, die sich jedoch von der traditionellen, gehaltvollen Ernährung abgewendet haben, häufig von beiden Syndromen betroffen.
Wenn Sie sich hier wiederfinden, dann möchte ich Sie vor allem um eines bitten. Machen Sie sich um Himmelswillen keine Vorwürfe. Ich habe dieses Buch und alle weiteren Bücher in erster Linie geschrieben, damit Sie wissen, wie Sie sich von Ernährungsirrtümern befreien können. Dank der guten Erfahrungen meiner Klienten in der Praxis und den Teilnehmern der Seminare, weiß ich wie froh auch Sie sein werden, wenn Sie diesen Ballast hinter sich lassen können, endlich wieder ein anständiges Essen genießen werden und sich danach pudelwohl fühlen.

Falldarstellung: Milz-Qi-Mangel mit Feuchtigkeit (Yin-Fülle)
Eine 24-jährige Frau, die eine sitzende Tätigkeit ausübt, wird seit Jahren von Übergewicht geplagt. Sämtliche Diäten haben den Zu-

stand, abgesehen von kurzfristigen Erfolgen, eher verschlimmert.

Seit einigen Monaten leidet sie zusätzlich unter Müdigkeit, besonders nach dem Essen, unter Völlegefühl und Blähungen, einem Heißhunger auf Süßes und einem starken Bedürfnis nach Kaffee. Ansonsten hat sie fast nie Durst. Die Hände sind häufig kalt, und sie friert leicht. Wasseransammlungen im Gesicht frühmorgens nach dem Aufstehen und eine Neigung zu Niedergeschlagenheit beeinträchtigen seit einigen Monaten ihr Wohlbefinden.

Ein ausführliches Gespräch ergibt folgendes Bild: In ihrer Kindheit gab es nach jedem Mittagessen eine Quarkspeise. Ihre Mutter war Milchprodukten insgesamt sehr zugetan. Das Übergewicht ist eine Folge des Milz-Qi-Mangels, der durch die befeuchtende und abkühlende Wirkung der Milchprodukte verursacht wurde. (Auf die Temperaturwirkung der Nahrungsmittel wird in den folgenden Kapiteln noch genauer eingegangen.) Der Körper hatte nicht genug Qi und Wärme, um die Nahrung zu verbrennen, und so kam es zu Wasseransammlungen und Schlacken im Gewebe. Die darauf folgenden Diäten, bei denen Südfrüchte, die den Körper ebenfalls abkühlen, eine wichtige Rolle spielten, verschlimmerten das Geschehen.

Wiederum waren Wasseransammlungen im Gewebe und Niedergeschlagenheit die Folge. Insgesamt führte der chronische Qi-Mangel zu einer Verlangsamung des Stoffwechsels und weiter zu einer Ansammlung von Feuchtigkeit (Yin-Fülle).

Yin-Wurzel-Schwäche

Bei den oben beschriebenen Funktionsstörungen und bei dem Beispiel handelte es sich um eine Minderung des Qi oder des Yang und eine Zunahme des Yin, also um eine Schwäche der Yang-Wurzel. Nun zum umgekehrten Fall: Wie sieht eine Verminderung des Yin und ein Ansteigen des Yang aus? Erinnern Sie sich an die Störungen der Yin-Wurzel: Blutmangel und Yin-Mangel bedeuten Trockenheit, Yang-Fülle bedeutet Hitze. An dieser Stelle ist es wichtig, die enge Verbindung zwischen den beiden Wurzeln zu erwähnen. Denn ein Blutmangel geht in aller Regel mit einem Qi-Mangel der Milz einher, da die Milz die verwertbare Essenz aus der Nahrung bereitstellt, aus der der Organismus Blut produziert. Oder anders gesagt: Der Blutmangel ist oftmals eine Folge des Milz-Qi-Mangels. Diese Tatsache ist im weiteren Verlauf für die Auswahl der Nahrungsmittel von Bedeutung: *Die Ernährungsempfehlungen bei bestehendem Blutmangel beinhalten immer auch Nahrungsmittel, die das Qi der Milz stärken, damit aus dem Angebot an Nahrungsmitteln für den Blutaufbau überhaupt Blut produziert werden kann.*

Ein Yin-Mangel – ein Mangel an Körpersäften – ist ein Austrocknungsprozess. Auch hier geht es bei der Ernährung darum, nicht nur das Yin, sondern auch das Qi der Milz zu stärken, damit Körpersäfte gebildet werden können. Während der Blutmangel die Organbereiche Leber und Herz betrifft, spielt sich der Yin-Mangel in einem oder mehreren Organen ab. Betroffen sein können davon Leber, Herz, Magen, Lunge und Niere.

Die Yin-Fülle wurde bereits im Zusammenhang mit den Störungen der Yang-Wurzel behandelt, da einer Yin-Fülle eine Schwächung der Yang-Wurzel zugrunde liegt. An dieser Stelle wird nun die Yang-Fülle behandelt, da dieses Geschehen ernährungstherapeutisch durch eine Stärkung der Yin-Wurzel auszugleichen ist und häufig mit einer Yin-Schwäche als Ursache oder Folge in Zusammenhang steht. Ob es im Rahmen eines Austrocknungs- oder Erhitzungsprozesses zu einem Blutmangel, einem Yin-Mangel oder zu einer Yang-Fülle kommt, ist wiederum von den auslösenden Faktoren und von der Konstitution des Betroffenen abhängig.

Blutmangel

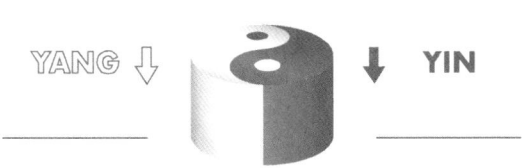

Blutmangel: Die Yin-Wurzel und Yang-Wurzel sind abgesenkt, da bei Blutmangel ein Qi-Mangel zugrunde liegt

Hinweis: Nachteilig bei Blutmangel ist der Verzicht auf eiweißhaltige Zutaten, der Konsum von Kaffee und Schwarzem Tee. Empfehlenswert sind rotes Fleisch, Leber, rotes und grünes Gemüse und Kräuter, Radicchio, Rucola, Rote Bete, rote Früchte und Säfte.

- Lichtempfindlichkeit der Augen
- Nachtblindheit
- Augenflimmern
- Schwierigkeiten beim Einschlafen
- Ermüdung durch geistige Überanstrengung
- eingeschlafene Gliedmaßen
- Neigung zu Muskelkrämpfen
- blasses Gesicht, blasses Augeninnenlid
- dünne, blasse, trockene Zunge
- emotionale Dünnhäutigkeit

Yin-Mangel

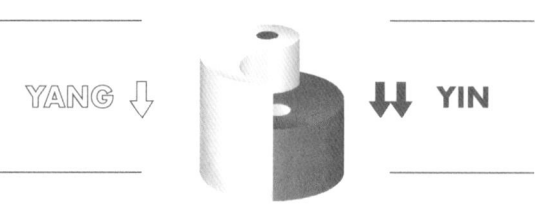

Yin-Mangel: Die Yin-Wurzel ist stark abgesenkt; die Yang-Wurzel ist abgesenkt, da bei Yin-Mangel ein Qi-Mangel zugrunde liegt. Dennoch treten aufgrund der Trockenheit Hitzezeichen auf.

Hinweis: Von einem Yin-Mangel können mehrere Organe betroffen sein, der Magen, die Leber, das Herz, die Lunge und die Niere.

- trockener Mund und Lippen
- Hitzegefühl am Nachmittag
- Nachtschweiß
- heiße Füße, abends und nachts
- Schlafstörung
- innere Unruhe, Nervosität
- Stressanfälligkeit
- Magen: flaues Gefühl im Magenbereich
- Magen: Unverträglichkeit von Säure in Essig und Obst, von Kohlensäure und Süßigkeiten

Falldarstellung: Yin-Mangel
Ein 30 Jahre junger Architekt ist seit eineinhalb Jahren damit beschäftigt, eine eigene Firma aufzubauen. Seit einigen Monaten kommt es nachts, nachdem er endlich eingeschlafen ist, häufig vor, dass er schwitzt. Außerdem muss er immer die Füße aus dem Bett heraushängen lassen, weil sie so heiß sind. Er klagt über Nervosität, und dass ihn Stress wesentlich mehr belaste als früher.

Das erste Jahr seiner selbständigen Tätigkeit war sehr anstrengend verlaufen. Er arbeitete häufig bis spät nachts und hielt sich am nächsten Tag mit starkem Kaffee wach.

Die Folge dieser extremen Lebensweise ist ein Säftemangel aufgrund geistiger Überanstrengung, austrocknender Genussmittel wie Kaffee und Schlafmangel. Von einem Yin-Mangel sind normalerweise ältere Menschen und vor allem hochbetagte Menschen betroffen, im Wesentlichen in Form von Schlafstörungen. Das war einmal! Heutzutage leiden viele Menschen jeglichen Alters und sogar Kinder, unter Yin-Mangel-Symptomen, die jedoch bei jungen Menschen wieder verschwinden können, wenn Sie denn in der glücklichen Lage sind, ihre Lebens- und Ernährungsgewohnheiten zu verändern. Im vorliegenden Fall ist der junge Mann mit den Ergebnissen seiner Aufbauarbeit soweit zufrieden, dass er eine ruhigere Gangart einlegen kann. Nach einigen Wochen mit ausreichend Schlaf und einer entsprechenden Ernährung sind die Symptome verschwunden.

Yang-Fülle

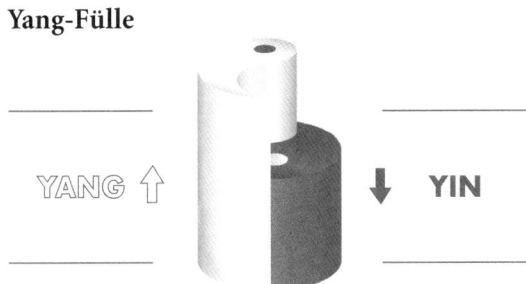

YANG ⇑   ⬇ YIN

Yang-Fülle: Yang-Wurzel ist erhöht und die Yin-Wurzel ist abgesenkt, da die Hitze das Yin erschöpft

Hinweis: Von einer Yang-Fülle können mehrere Organe betroffen sein, der Magen, die Leber, die Galle, das Herz und die Lunge.

- heiße Körperempfindung
- rote Gesichtsfarbe
- Hyperaktivität, hohe Dynamik
- viel Durst
- Bedürfnis nach kalten Getränken und Speisen
- Schlafstörung
- Magen: eventuell Heißhunger
- Leber: Neigung zu Gereiztheit, Ärger oder Zorn
- Galle: dominierende Persönlichkeit, laute Stimme

Wenn eine kurzfristige, extreme Belastung ein Ungleichgewicht hervorbringt, ist es relativ einfach, den Zustand zu harmonisieren, allerdings nur unter Ausschaltung der auslösenden Faktoren. Je länger die Belastung anhält, um so tiefgreifender ist die Störung, um so mehr Organe sind davon betroffen und um so länger dauert die Wiederherstellung des Gleichgewichtes.

Leber-Qi-Stagnation – Stress lass nach!

»Wir müssen unsere Kapseln sprengen bevor uns der Kragen platzt, damit sich unsere Blüten entfalten können.«

Die Leber-Qi-Stagnation ist ein Syndrom, das auf einer Blockade im Verlauf des Lebermeridians beruht und psychische, emotionale sowie körperliche Beschwerden hervorruft, von denen wir alle irgendwann mehr oder weniger betroffen sind.

Eine entspannte Leber sorgt für den reibungslosen Fluss des Qi in den Meridianen und transportiert es blitzschnell dahin, wo es gebraucht wird: In die Beinmuskeln, wenn wir rennen müssen, in den Kopf bei intellektueller Anforderung und ins Herz, wenn es um liebevolle Gefühle geht. Im chinesischen Sprachgebrauch sagt der Liebste zu seiner Liebsten nicht zärtlich »mein Herzchen«, sondern »mein Leberchen«, wenn Sie ihn zärtlich anlächelt oder zur sexuellen Vereinigung bereit ist, die aus chinesischer Sicht nicht nur sehr förderlich für die Entspannung, sondern auch für die Aktivität aller Organe ist.

In dem Kapitel »Holz-Element« und »Liebe und Sexualität« erfahren Sie mehr zu den Themen des Holz-Elements.

Stress-Symptome
- Innere Anspannung
- häufige Stimmungswechsel
- Gereiztheit
- Neigung zu Perfektionismus
- Neigung zu übermäßiger Kontrolle
- Neigung zu Zornausbrüchen
- Ärger schlägt auf den Magen
- Kloß im Hals
- Mangel an sexueller Lust und vorübergehende Impotenz
- gepresste Stimme
- Appetitlosigkeit
- Stuhlverstopfung, situationsabhängig, oft auf Reisen
- Suchtprobleme: Alkohol, Medikamente, Drogen

Ursachen
- chronische Überlastung, zu hohe bzw. zu niedrige Anforderungen im Berufsleben
- Enttäuschungen, Sorgen, Kummer, Leid, sexuelle Frustration

Ernährungsempfehlung
- bei psychischer oder intellektueller Anspannung nur leichte bekömmliche Mahlzeiten aus hochwertigen, frischen Zutaten mit knackig-frischem Gemüse essen
- scharfe, kühlende Zutaten: schwarzer Rettich, Radieschen und deren Sprossen, Kresse
- nur ökologisches, hochwertiges Fett verwenden

Das Yin-Yang Ernährungsprinzip

 ## Welche Rolle spielt Qi im Organismus und in der Nahrung?

Es gibt in der chinesischen Medizin ein Modell, mit dessen Hilfe verschiedene Funktionen des Organismus, wie z. b. Wasser- und Wärmehaushalt, erklärt werden: den sogenannten *Drei Erwärmer*. Hier dient er dazu, die Frage zu beantworten, aus welchen Quellen der Körper sein Qi bezieht.

Der Organismus wird von zwei zentralen Energien gespeist, vom vorgeburtlichen und nachgeburtlichen Qi. Das *vorgeburtliche Qi* bringt der Mensch bei seiner Geburt mit. Es setzt sich aus zwei Komponenten zusammen:

Die eine Komponente, bestehend aus dem Erbgut der Eltern, beinhaltet die genetischen Anlagen und kulturellen Eigenheiten, wie z. b. Aussehen und kulturell spezifische Charaktereigenschaften.

Die andere Komponente ist »kosmisches Qi«. Je nach religiöser Auffassung ist es göttlichen Ursprungs, oder es beinhaltet die geistigen Eindrücke aus früheren Leben, ist demnach also karmischen Ursprungs.

Das vorgeburtliche Qi, das in den Nieren – im unteren der Drei Erwärmer – gespeichert wird, ist die Basis des Lebens. Die Lebensspanne ist abhängig von seiner Quantität. Wenn es verbraucht ist, stirbt der Mensch. Die zur Verfügung stehende Menge ist von Geburt an festgelegt und kann nicht ergänzt werden. Die Kunst besteht darin, das vorgeburtliche Qi zu bewahren. Alle chinesischen Gesundheitsübungen – angefangen mit den Bewegungskünsten, wie Tai Qi und Qi Gong, bis hin zu taoistischen Praktiken und Meditationsübungen – dienen über 3000 Jahren dem Ziel, nachgeburtliches Qi zu erzeugen, um die Ausschüttung des vorgeburtlichen Qi so gering wie möglich zu halten. Jeden Tag geben die Nieren, je nach Anforderung, eine kleine Menge von diesem Qi an den Organismus ab, um alle Körperfunktionen aufrechtzuerhalten. Infolgedessen altert der Mensch.

Stellen Sie sich folgendes Bild vor: Im unteren Teil des Rumpfes, unterhalb vom Bauchnabel *(Unterer Erwärmer, Nieren)* steht ein Becken, in dem sich Wasser befindet und ein zweites, in dem sich glühende Kohlen befinden. Beides zusammen, Wasser und

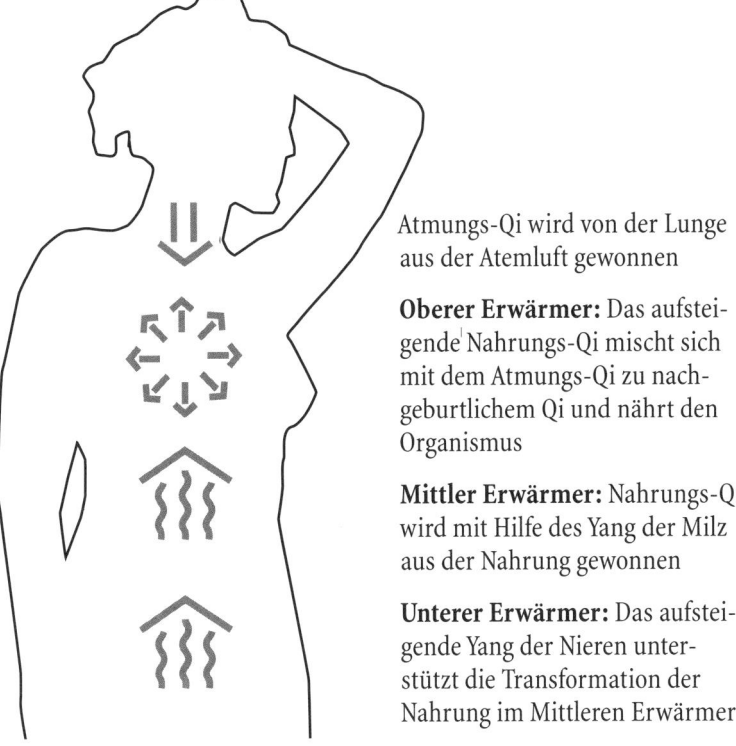

Atmungs-Qi wird von der Lunge aus der Atemluft gewonnen

Oberer Erwärmer: Das aufsteigende Nahrungs-Qi mischt sich mit dem Atmungs-Qi zu nachgeburtlichem Qi und nährt den Organismus

Mittler Erwärmer: Nahrungs-Qi wird mit Hilfe des Yang der Milz aus der Nahrung gewonnen

Unterer Erwärmer: Das aufsteigende Yang der Nieren unterstützt die Transformation der Nahrung im Mittleren Erwärmer

Die Erzeugung von nachgeburtlichem Qi aus Nahrung und Atmung

Feuer, Yin und Yang, sind in dem, was man unter vorgeburtlichem Qi versteht, enthalten. Was den Sprachgebrauch betrifft, ist es hier natürlich inkonsequent, von Qi zu sprechen, denn der Wassereimer müsste ja gemäß der bisherigen Darstellung zum Yin gehören. Leider wird die Terminologie in der TCM nicht immer konsequent eingehalten. Damit muss man leben, wenn man sich mit ihr beschäftigt.

Das vorgeburtliche Qi ist die grundlegende »Nahrung« für alle Organe und Organfunktionen. Um die lebenswichtige Funktion des Unteren Erwärmers noch etwas genauer darzustellen, möchte ich das sogenannte Organ-Qi, das *Yin und Yang der Nieren*, erwähnen. Das feuchte, nährende und kühlende Yin und das wärmende, aktivierende Yang der Nieren wird aus vorgeburtlichem und nachgeburtlichem Qi gespeist. Das Yin der Nieren ist die Grundlage des gesamten Körper-Yin, und ihr Yang ist die Grundlage des gesamten Körper-Yang. Für die Verdauungsfunktion ist das Nieren-Yang von entscheidender Bedeutung (siehe Grafik). Sein aufsteigendes Feuer erwärmt und aktiviert den Mittleren Erwärmer und unterstützt das Yang von Milz und Magen bei der Verwertung der Nahrung.

Die Organe des *Mittleren Erwärmers, Milz und Magen*, befinden sich im mittleren Rumpfbereich. Ihnen spendet das aufsteigende Nieren-Yang Kraft und Wärme, um Qi und Säfte aus der Nahrung zu extrahieren und dem Körper zur Verfügung zu stellen. Damit ist die Funktion des Mittleren Erwärmers umschrieben, nämlich Nahrungs-Qi aus dem, was wir essen, zu erzeugen. Auch hier ist die Terminologie inkonsequent. Denn der Begriff »Nahrungs-Qi« beinhaltet sowohl das Qi, das im Organismus die aktiven Aufgaben und die Erwärmung übernimmt, als auch die Säfte, die den Körper kühlen und befeuchten. Auf jeden Fall ist das *Nahrungs-Qi* die erste und bedeutendere von den zwei Komponenten, aus denen sich das *nachgeburtliche Qi* zusammensetzt. So wichtig ist also das Essen.

Bei einem gut funktionierenden Unteren und Mittleren Erwärmer steigt das Nahrungs-Qi nach oben, um die Organe des *Oberen Erwärmers, Lunge und Herz,* zu versorgen. Hier ist es die Aufgabe der Lunge, das nachgeburtliche Qi zu erzeugen, indem sie Qi aus der Atemluft extrahiert. Beide zusammen bilden das kostbare nachgeburtliche Qi, das den Organismus aufrecht erhält. Je mehr nachgeburtliches Qi gewonnen wird, um so weniger vorgeburtliches Qi wird verbraucht. Ist der Organismus Belastungen durch schlechte Luft, schlechte Ernährung, Drogen, Krankheit, Stress oder einer exzessiven Lebensweise ausgesetzt, wird weniger nachgeburtliches Qi erzeugt. Der Output übersteigt den Input, das heißt: Die Ausgaben übersteigen das Einkommen, und die Reserven – das vorgeburtliche Qi – werden angegriffen.

Bezüglich des nachgeburtlichen Qi soll das Atmungs-Qi ca. 30 % und das Nahrungs-Qi ca. 70 % der Gesamtmenge ausmachen. Eine gute Atmung, gute Luft und insbesondere eine hochwertige und bekömmliche Ernährung sind somit auf körperlicher Ebene für die Erhaltung der Reserven ausschlaggebend.

Der geschmeidige Fluss des Qi

Gesundheitsübungen wie Tai Qi und Qi Gong haben im Wesentlichen die Aufgabe, die Atemfunktion und den harmonischen Qi-Fluss zu verbessern. Dadurch wirken sie auch in hohem Maß auf das psychische Erleben ein.

Für die Qi-Gewinnung und -erhaltung sind positive Eindrücke im Geist und emotionale Ausgeglichenheit von großer Bedeutung. Das Herz ist der Sitz des Geistes, und sein Träger ist das Blut. Zusammen mit der Lunge ist es im Oberen Erwärmer angesiedelt. Hitzige Emotionen wie Zorn, Ärger und Aggression schwächen das Qi und auf Dauer auch die Körpersäfte. Außerdem stören sie den geschmeidigen Qi-Fluss. Umgekehrt wirken

Übungen, die die Atmung verbessern und den Qi-Fluss harmonisieren, besänftigend auf hitzige Gefühle.

Kalte Emotionen wie Angst, Frustration, Missmut und Traurigkeit blockieren das Qi und die Qi-Gewinnung. Körperübungen, die das Qi wieder in Gang bringen und den Organismus aktivieren, sind hier eine große Hilfe.

Bewegungsmangel durch eine sitzende berufliche Tätigkeit kann dementsprechend zu einem Qi-Mangel und zu Qi-Blockaden beitragen. Der Qi-Mangel betrifft im wesentlichen das Organ Milz und somit die Verwertung der Nahrung, während die Qi-Stagnation von Blockaden im Verlauf des Lebermeridians ausgeht.

Deutlich bemerkbar macht sich die Leber-Qi-Stagnation häufig in Konfliktsituationen durch ein Kloßgefühl im Hals. Bei Frauen zeigt er sich vor der Periode in Form des sogenannten prämenstruellen Syndroms mit einer schmerzhaften Spannung in der Brust oder Gereiztheit.

Beide Zustände – der Qi-Mangel der Milz und die Leber-Qi-Stagnation – ergeben zusammen ein Bild, das häufig bei Menschen anzutreffen ist, die unter Druck oder psychischer Anspannung stehen und aus diesen oder anderen Gründen zu wenig für eine bekömmliche, qualitativ hochwertige Ernährung tun können. Der emotionale Stress, der die Leber anspannt, behindert auf Dauer auch die Verdauungsaktivität. Eine unzureichende Verwertung der Nahrung mit den entsprechenden Beschwerden wie Völlegefühl und Blähungen haben hier ihre Ursache. In vielen Fällen ist das leidige Thema Verstopfung ebenfalls auf eine Stagnation im Verlauf des Lebermeridians zurückzuführen.

Jede Form von Bewegung und die Aktivität während des Tages tragen dazu bei, den Fluss des Qi anzuregen. Während in der Nacht, sozusagen im Schlaf, das Yin – Blut und Säfte – gebildet wird.

Um den Qi-Fluss nachhaltig zu aktivieren und bereits bestehende Blockaden zu lösen, empfiehlt es sich, das Problem von drei Seiten anzugehen:

- Indem man das Qi der Milz durch eine bekömmliche Ernährung stärkt, schützt man den Verdauungstrakt vor den blockierenden Übergriffen der angespannten Leber.
- Das Problem bei der Wurzel anzupacken, bedeutet, langfristig dafür zu sorgen, dass Stress und Druck – und somit die Ursache für die Anspannung im Lebermeridian – reduziert werden.
- Und drittens geht es darum, die Anspannung in der Leitbahn der Leber, die sich im gesamten Organismus und ebenso im Geist als fehlende Flexibilität ausdrücken kann, zu senken. Körperliche Bewegungs- und Dehnungsübungen, Sport ohne Leistungsdruck, Spaziergänge und das Ausleben von schöpferischen und kreativen Interessen sind neben den chinesischen Methoden Tai Qi und Qi Gong ideal, um die körperlichen und psychischen Blockaden zu lösen.

Auf der Körperebene spielen eine bekömmliche Ernährung und ein ausgewogenes Verhältnis zwischen Aktivität und Entspannung für die Gesundheit die größte Rolle. Auf geistiger Ebene ist es wichtig, sich mit positiven Eindrücken zu identifizieren, negative Stimmungen und Erlebnisse loszulassen und innere Ruhe zu erlangen. Das eine ohne das andere macht wenig Sinn. Wer sich und andere einengt, läuft selbst bei einer guten Ernährung Gefahr, die Auswertung der Nahrung und die Ausscheidung von Giftstoffen zu behindern. Wenn wir jedoch unser Herz öffnen und uns angewöhnen, uns nicht nur über unserer eigenes Glück zu freuen, unternehmen wir Schritte in eine gute Richtung. Mit einem Lächeln auf den Lippen, wenn wir andere glückliche Menschen sehen – das gelingt meist am Besten bei kleinen Kindern – werden wir dem Glück viel öfter begegnen, ohne viel dafür tun zu müssen. Mit der Zeit können wir dann feststellen, wie gut das auch unserem Organismus bekommt.

Was hilft bei Mangelerscheinungen und Stress?

Bei Mangelerscheinungen geht die westliche Diätetik davon aus, dass es notwendig ist, die im Organismus fehlenden Substanzen von außen, durch Zuführen derselben, zu ersetzen. Denn man nimmt selbstverständlich an, dass das, was wir uns einverleiben, auch dorthin gelangt, wo es gebraucht wird. Dies ist jedoch nicht immer der Fall. Zumindest bedarf es einer Überprüfung. Dafür fehlen der westlichen Ernährungslehre jedoch im Wesentlichen die Kriterien. Dabei wäre es so einfach: Das ausschlaggebende Anzeichen dafür, dass die Nährstoffe da ankommen, wo man sie haben will, ist die Bekömmlichkeit, das Wohlgefühl nach dem Essen. Verdauungsbeschwerden wie etwa Völlegefühl und Blähungen zeigen dagegen an, dass die Nahrung unvollständig verdaut wird.

Die chinesische Ernährungslehre geht einen entscheidenden Schritt weiter. Sie trägt Sorge dafür, dass die Nahrung so beschaffen ist, dass den Organen das Qi zugeführt wird, das sie benötigen, um gut zu funktionieren. Und selbstverständlich muss die Nahrung die Verdauungsorgane stärken, damit die verwertbaren Anteile der Nahrung extrahiert und die nicht verwertbaren Schlacken ausgeschieden werden.

Der Unterschied liegt in der Sichtweise. Aus Sicht der Fünf-Elemente-Lehre ist nicht allein die Substanz der ausschlaggebende Faktor, sondern auch die Dynamik des Qi in natureinen Zutaten, die für die Bekömmlichkeit sorgt. Grob gesagt: Der östliche Weg macht den Menschen unabhängig, weil er ihn befähigt, zu spüren und selbst zu beurteilen, was ihm gut bekommt und was nicht. Und er zeigt Wege auf, wie wir das, was wir brauchen, ganz einfach aus den täglichen Mahlzeiten gewinnen können.

Gleichzeitig ist es aber auch sinnvoll, für eine ausreichende Zufuhr von Vitalstoffen zu sorgen. Es ist bekannt, dass die Pflanzenkost heute im Vergleich zu der Zeit vor der Industrialisierung deutlich weniger Vitalstoffe enthält. Überzüchtung, ausgelaugte Böden und Umweltverschmutzung sind hierfür entscheidende Ursachen. Ein weiterer Faktor, der den Bedarf an Vitalstoffen in unterschiedlichem Maß bei dem einzelnen Menschen erhöht, sind die verschiedenen Stressfaktoren. Man muss heute davon ausgehen, dass viele Menschen, die stark unter Zeitdruck oder Stresssymptomen leiden, noch einen weiteren Grund haben für eine ausreichende Zufuhr von Zusatzstoffen zu sorgen. Sie sind oftmals gezwungen sich aufgrund von Zeitdruck für denaturierte Fertiggerichte mit künstlichen Zusätzen zu entscheiden. Dann wäre eine Ergänzung durch hochwertige Nahrungszusätze wie Vitamin- und Mineralienpräparate empfehlenswert, um einer Erschöpfung oder psychischem Stress entgegenzuwirken. Wobei der Aufbau von Mineralien bei anhaltendem Stress besonders wichtig ist und gewiss eher zum Erfolg führt, wenn man einfache wohlschmeckende vorgekochte Speisen von zuhause mit zur Arbeit nimmt. Die gute Qualität und die aromatischen Zutaten werden an für sich bereits dafür sorgen, dass man sich weniger gestresst fühlt.

Jahrelange Erfahrung in meiner Praxis für Ernährungsberatung haben immer wieder gezeigt, dass es sich lohnt etwas mehr Zeit in der Küche zu verbringen, um einfache Gerichte mit Hülsenfrüchten, Gemüse und Fleisch oder ein Omelette mit Gemüse und frischen Kräutern in größeren Mengen vorzukochen, die man auch kalt essen und an den Arbeitsplatz mitnehmen kann.

Die allerbesten Erfahrungen machen Menschen, die sich bereits am Morgen stärken, indem sie sich ein *warmes Frühstück* aus gekochtem Getreide – mit Kompott, mit Gemüse oder mit Eiern, mit gutem Öl oder Butter – gönnen. Auch eine leichte Fleischbrühe mit Gemüse oder Hirse mit Rührei bieten eine gute Grundlage für einen anstrengenden Arbeitstag. Heißhunger auf Süßes ist bereits nach einigen Tagen und Übergewicht oftmals nach einigen Wochen kein Thema mehr, wenn man sich Hirse, gekochte Getreideflocken oder Polenta mit gedünstetem Obst, mit Gemüse, aromatischem Zimt oder frischen Kräutern zum Frühstück bereitet. Das Getreide kann für mehrere Tage vorgekocht werden, und etwas kleingeschnittenes Obst oder Gemüse ist in wenig Wasser schnell gedünstet und zubereitet. Wenn man sich einmal daran gewöhnt hat, im wesentlichen von gekochten Speisen zu leben, die durch Blattsalate, frische Kräuter, Sprossen und etwas frisches Obst ergänzt werden, wird man gerne auf häufige, schwere Brotmahlzeiten wie Käsebrote verzichten, weil man seine gesteigerte Vitalität und das körperliche Wohlgefühl nicht mehr missen möchte. Auf Qualität und Bekömmlichkeit verschiedener Nahrungsmittel, sowie auf Vor- und Nachteile gängiger Zubereitungsmethoden, werde ich in späteren Kapiteln noch detailliert eingehen. Damit Sie nicht in die Irre gehen und womöglich zu den falschen Zutaten greifen, möchte ich Ihnen im nächsten Kapitel eine westliche Methode vorstellen, die Sie davor bewahrt.

Bestimmen Sie Ihren Stoffwechsel-Typ!

Es war ein Quantensprung für uns Fünf-Elemente-Ernährungs-beraterInnen als wir, 1994 bei einem Seminar in der Schweiz, erstmals von dem herausragenden TCM-Therapeuten und Chemiker Francois Ramakers erfahren haben, was es mit den beiden unterschiedlichen Stoffwechseltypen auf sich hat. Seither verbreite ich diese Information mit Begeisterung in all meinen Seminaren und Büchern. Denn jeder Mensch sollte wissen, wie sein Stoffwechsel auf *Fett und Eiweiß* beziehungsweise auf *Kohlenhydrate* reagiert, um sein Kraftpotential vollends auszuschöpfen. Vor allem jene Menschen, die unter Übergewicht leiden, werden herausfinden, dass Sie womöglich ohne Erfolg auf vieles verzichtet haben, was sie gerne mögen und nun feststellen dass das genau das richtige für sie gewesen wäre.

Aufgrund ihrer genetischen Veranlagung unterscheidet man beim Menschen zwei verschiedene Stoffwechseltypen. Zur Gruppe des *Kohlenhydrat-Typs* gehören diejenigen, die lange satt bleiben, wenn sie kohlenhydratreiche Zutaten verwenden, da ihr Stoffwechsel daraus am meisten Energie gewinnt. Wer zur Gruppe des *Fett-Eiweiß-Typs* gehört, bekommt nach ca. zwei Stunden einen Bärenhunger, wenn er am Morgen lediglich eine Schale Hirse mit Kompott gegessen hat.

Der Fett-Eiweiß-Typ: Wenn man nach einem süßen, kohlenhydratreichen Frühstück ohne größere Mengen Fett oder Eiweiß schon nach ca. 1 ½ Stunden wieder starken Hunger bekommt, ist man ein Fett-Eiweiß-Typ. Das heißt, man braucht regelmäßig ausreichend Fett und Eiweiß – am allerbesten in Kombination mit rotem und grünem Salat oder Gemüse.

Während viele Kohlenhydrate wie Zucker, Süßigkeiten, süße Getränke, Nudeln, Weißmehl und Brotmahlzeiten beim Fett-Eiweiß-Typ zu Übergewicht führen, d.h. Milz-Qi-Mangel plus Feuchtigkeit. Weil einfach zu wenig Energie aus dieser Nahrung (Adenosintriphosphat) gewonnen wird, um den Stoffwechsel anzukurbeln.

Der Kohlenhydrat-Typ: Zu viel Fleisch und Fett ohne ausreichende Mengen Gemüse, führen beim Kohlenhydrat-Typ zu Übersäuerung (Feuchtigkeit plus Hitzezeichen). Er ist jedoch lange satt, wenn er vor allem Getreidegerichte isst, oder auch Kartoffeln und Nudeln, die jedoch wenig nährend sind.

Für ihn ist diese Kombination genau richtig: Hülsenfrüchte & Vollkornreis, die beides, Eiweiß und Kohlenhydrate, enthalten – aber auch andere Getreide wie Hirse, Vollkornreis, Dinkel und Gerste sind hochwertig, nährend und ausreichend sättigend. Dazu gehört noch reichlich Gemüse. Selbst Brot und Süßes verträgt er in vernünftigen Mengen ohne zuzunehmen.

Testen Sie selbst! Essen Sie drei Tage hintereinander ein kohlenhydratreiches Frühstück ohne nennenswerte Mengen an Fett und

Eiweiß. Wenn Sie danach bereits nach ein bis zwei Stunden wieder hungrig sind, wissen Sie, was Ihr Stoffwechsel für den Körperaufbau drei bis viermal die Woche braucht: Reichlich Fett, fetten Fisch, Fleisch, Eier oder täglich Hülsenfrüchte, falls Sie sich vegetarisch ernähren.

Man kann auch irgendwo in der Mitte liegen! Dann verwertet man Kohlenhydrate ebenso gut wie Eiweiß. Oder aber man merkt erst mit zunehmendem Alter – wenn der Stoffwechsel naturgemäß schwächer wird, dass man eher zu dem einen oder dem anderen Typ hin tendiert.

Die thermische Wirkung der Nahrungsmittel

In der chinesische Ernährungslehre ist das Yin-Yang-Prinzip die Grundlage für die Bewertung der Nahrungsmittel, entsprechend ihrer thermischen Wirkung, die in fünf Kategorien eingeteilt werden: Es gibt heiße, warme, neutrale, erfrischende und kalte Nahrungsmittel. Die genaue Zuordnung ist in den Listen auf dem beiliegenden Poster enthalten.

Durch Kochen und Braten erfahren die Nahrungsmittel eine leichte Erwärmung. Der wichtigere Aspekt beim Erhitzen ist jedoch die *Verbesserung der Bekömmlichkeit*. Dies trifft ebenso auf Wasser und Säfte zu, die mit heißem Wasser verdünnt wesentlich besser vertragen werden. Da in China allergrößter Wert auf die Bekömmlichkeit der Nahrung gelegt wird, essen Chinesen nur sehr geringe Mengen Rohkost. Der Verlust an verdauungsfördernden Enzymen, die durch langes Kochen zerstört werden, wird dann durch kleine Mengen enzymhaltiger Speisen, beispielsweise durch sauer vergorenen Rettich, ersetzt. Die gleiche verdauungsfördernde Wirkung erzielt man, wenn man nach dem Essen einen Teelöffel von natürlich vergorenem Essig zu sich nimmt oder ein ein-Pfennig-großes Stück einer Umeboshi-Pflaume. Beide Nahrungsmittel, Essig und Umeboshi-Pflaume, enthalten große Mengen an Enzymen, die die Verdauung aktivieren, und sie sind im Naturkosthandel erhältlich. Sojasoße von guter Qualität ist unter den Bezeichnungen »Shoyu« und »Tamari« im Handel. Sie wird dem Gericht am Ende des Kochvorganges beigegeben und hat dann die gleiche Wirkung.

Um die thermische Wirkung der Nahrungsmittel nachzuvollziehen, richtet man sich nach folgenden Kriterien:

• Ein hoher Wassergehalt weist in der Regel auf einen abkühlenden Einfluss hin. Gemüse, die mit Hilfe von viel Düngemittel schnell hochgezüchtet werden, enthalten mehr Wasser. Sie sind abkühlender als natürlich gewachsenes Gemüse und vor allem weniger schmackhaft.

• In der Regel wird Obst geerntet bevor es seine volle Reife und Süße erlangt hat, damit es nicht so schnell verdirbt. Das künstliche Nachreifen ist nicht mit dem Reifeprozess zu vergleichen, der stattfindet, wenn das Obst in der Natur ausreift. Obst, das seinen vollen Reifegrad nicht erlangt hat, ist wesentlich abkühlender und unbekömmlicher, als Früchte, die ihre volle Süße ausgebildet haben. Das ist mit ein Grund, warum viele Menschen unter Qi- oder Yang-Mangel leiden. Damit Früchte und Tomaten oder Stangengurken ausreifen und mehr Aroma entwickeln, kann man sie eine Weile auf der Fensterbank liegen lassen.

• In heißen Ländern bieten die dort wachsenden Früchte den Menschen einen Ausgleich zur klimatischen Hitze. Wenn im kühlen Mitteleuropa dagegen die Menschen reichlich säuerliche unreife Früchte essen – noch dazu im Winter – führt dies zu innerer Kälte. In erster Linie wird der Mittlere Erwärmer abgekühlt und geschwächt. Die Organe Milz und Magen können nicht genug Qi aus der Nahrung extrahieren, und es kommt zu einem Qi-Mangel, in der Folge zu einem Yang-Mangel. Dieser Zustand begünstigt das Auftreten von Erkältungskrankheiten, also genau jenen Zustand, den man versucht zu vermeiden, indem man im Winter häufig Zitrusfrüchte wegen ihres hohen Vitamin-C-Gehaltes isst. Ob man eine Erkältung bekommt oder nicht, ist aber in erster Linie davon abhängig, ob der Körper genug Qi und Wärme hat, um die äußere Kälte abzuwehren. *In der klimatischen Zone, in der ein Mensch lebt, wachsen genau die Nahrungsmittel, die er in der jeweiligen Jahreszeit braucht.* Aromatische Wintergemüse, die teilweise noch nach dem ersten Schnee geerntet werden können, wie z. B. Lauch, Rosenkohl und Grünkohl, sowie die richtig scharfen Zwiebeln, die im Herbst geerntet wurden sind erwärmend und gleichen so den äußeren Kälteeinfluss aus.

Die hier aufgeführten Kriterien sind nachträgliche Erklärungsversuche des modernen Menschen für die Prinzipien der chinesischen Ernährungslehre, die in China seit mehr als dreitausend Jahren erfahren werden und inzwischen auch im Westen ihre Bestätigung finden. Intuition, Beobachtung, Erfahrung und das Verständnis für die kosmischen Gesetze, denen der Mensch und die Natur unterworfen sind, ermöglichten es den chinesischen Heilern, die thermische Wirkung der Nahrungsmittel und deren Einfluss auf jedes einzelne Organ nachzuvollziehen. Diese Arbeit ist bis heute von TCM-Therapeuten und Ernährungsberaterinnen fortgesetzt worden, so dass jeder Mensch, der einen guten Riecher und einen feinen Geschmackssinn für echte natürliche Zutaten hat, davon profitieren kann.

Der Einfluss der thermischen Wirkung auf den Organismus

Heiße Nahrungsmittel schützen vor Kälte

Jeder Mensch weiß intuitiv, dass Einseitigkeit ihn aus der Bahn wirft. Während der ausgewogene Wechsel von heiß und kalt, von

Tag und Nacht, von Aktivität und Passivität, von in sich gehen und aus sich rausgehen ihm gut tut. Die Bedeutung von Yin und Yang haben die alten Chinesen, die Ägypter oder die griechischen Philosophen nicht erst erfinden müssen. Alle Völker und Lebewesen auf dieser Erde haben nach diesem Prinzip gelebt. Denn ohne den richtigen Riecher, wie ihn wenigstens noch die wilden Tiere an Land und die Lebewesen im Meer haben, können wir nicht wirklich gut für uns sorgen. Was die Ernährung betrifft, so sagt mir mein Appetit ganz genau, ob ich gerade eher leichte, saftige oder gehaltvolle wärmende Zutaten aus meinem vollen Kühlschrank oder der Speisekammer nehmen soll. Das ist keine Zauberei! Auf den folgenden Seiten gibt es gewiss einiges, was auch Ihnen den Mund wässrig macht oder worauf Sie gerade gar keinen Appetit haben. Eher auf heiße und warme Zutaten, auf ein mildes ausgewogenes Gericht, auf etwas erfrischend Saftiges -oder an einem heißen Sommertag- auf eine kühlende erfrischende Speise.

Heiße aromatische Nahrungsmittel und Zutaten wie etwa Knoblauch, Pfeffer, Muskat, Chili, gegrilltes rotes Fleisch und Getränke wie Glühwein und hochprozentiger Alkohol haben eine erhitzende, Yang-steigernde Wirkung auf den Körper. Ihre Hauptaufgabe besteht darin, das Yang zu erhöhen, also einen Kältezustand, zu verhindern. Solange die Organe genügend Wärme haben, sind sie funktionstüchtig, und das Qi ist im Fluss. Kommt es zu einem Wärmeverlust aufgrund bioklimatischer Kälte oder kalter Nahrungsmittel, so wird die Funktionsfähigkeit der Organe vermindert, und das Qi stagniert. Deshalb werden reichlich aromatische Gewürze und heiße Zutaten vornehmlich in der kalten Jahreszeit eingesetzt, wenn es darum geht, den Körper vor bioklimatischer Kälte zu schützen oder eine bereits eingetretene Erkältung zu vertreiben. Denken Sie doch nur mal an die Weihnachtsbäckerei mit all den aromatischen Gewürzen wie Zimt, Nelken und Sternanis. Ein echter hausgemachter Glühwein oder ein Grog, wenn gerade eine Erkältung im Anflug ist, ist auch nicht zu verachten. Am besten ist die Wirkung, wenn man gar nicht erst wartet, bis die ersten Symptome auftreten, sondern gleich im Anschluss an eine verregnete Motorradtour oder wenn man von der Skipiste kommt Scheiben von der Ingwerwurzel 20 Minuten kocht und diesen Sud trinkt oder einen scharfen Yogitee. Falsch wäre es, Alkohol zu trinken, bevor man hinaus in die Kälte geht, da der scharfe Geschmack die Poren öffnet und die Kälte noch besser eindringen kann.

Aber bitte nicht übertreiben! Bei ständigem Verzehr heißer Nahrungsmittel kommt der Körper sehr schnell in einen Yang-Zustand (siehe Yang-Fülle), und es besteht die Gefahr, dass die Säfte austrocknen und ein Yin-Mangel entsteht. Zu einer Yang-Fülle kann es vor allem dann kommen, wenn man über einen langen Zeitraum regelmäßig hochprozentige Alkoholika oder stark erhitzende Speisen zu sich nimmt oder viel starken Kaffee trinkt.

Warme Nahrungsmittel steigern die Aktivität

In abgeschwächter Weise gilt alles, was auf heiße Nahrungsmittel zutrifft, auch für die warmen, wie Fleisch vom Hirsch, Lauch, Zwiebeln, Ingwer, Zimt, Kümmel, Rosmarin, Oregano, Kaffee, Rotwein. Ihr Anteil sollte ebenfalls bei kühlem Wetter und in der kalten Jahreszeit erhöht werden.

Bewegung erzeugt Wärme und begünstigt die Ausscheidung von Giftstoffen. Menschen, die viel sitzen und häufig frieren, steigern ihr Wohlbefinden und die Funktionstüchtigkeit ihrer Organe, wenn sie vermehrt warme Nahrungsmittel und gekochte Speisen essen. Weiterhin sollten diese öfter heißes Wasser aus der Thermoskanne trinken, statt kaltes Wasser, dessen Vorzüge Sie im Vorwort vielleicht schon entdeckt haben.

Gemüsesuppen und vor allem langgekochte würzige Fleischbrühen sind ein hervorragendes Mittel, um innere Kälte zu vertreiben. Da sie leicht verdaulich sind, eignen sich Suppen besonders gut als Imbiss in der Arbeitspause. Von Natur aus haben Frauen weniger Qi und Wärme als Männer, dafür aber mehr Säfte und Blut. Das ist der Grund, warum Frauen öfter unter Kältezuständen leiden. Männer haben weniger Säfte und dafür mehr Qi und Wärme. Sie leiden deshalb eher unter Hitze oder Yin-Mangel. Interessanterweise sieht man jedoch in Restaurants häufig Frauen, die an einem Salatblatt knabbern, während sich der Mann ein Steak schmecken lässt. Umgekehrt wäre es oft besser.

Ein Übermaß an warmen Nahrungsmitteln wie scharfen Gewürzen, Kaffee und Rotwein führt zu innerer Anspannung, Hyperaktivität, Unruhe und womöglich zu Gereiztheit, den Anzeichen einer Yang-Fülle.

Neutrale Nahrungsmittel liefern Qi

Neutrale Nahrungsmittel, insbesondere jene, die einen mildsüßen Geschmack aufweisen wie weich gekochte Getreide, stärkehaltige Gemüsesorten und Hülsenfrüchte, bauen Qi auf und wirken ausgleichend auf die Organe. Ein Überschuss oder ein Mangel an Qi oder Säften wird langfristig durch mildsüße Getreide behoben oder vermieden. Deshalb sollte wenigstens ein Drittel einer Speise aus neutralen Nahrungsmitteln bestehen. Ein gesunder Mensch kann sich über Jahre hinweg von sehr einfachen Gerichten ernähren, die gekochte Getreide, Gemüse, täglich Hülsenfrüchte und gelegentlich andere Eiweißlieferanten wie Huhn, Fisch und Eier, enthalten, ohne dass Mangelerscheinungen auftreten. Wieviel kohlenhydratreiches Getreide, eiweißhaltiges Fleisch und fettreiche Zutaten wie Öl und Butter ihnen gut bekommt, finden Sie heraus, wenn Sie den Stoffwechseltest auf Seite 54 machen.

Das Grundnahrungsmittel Getreide
Bezüglich der thermischen Klassifizierung der Getreide gilt das folgende: Alle Getreide werden als ausgewogen, also als neutral klassifiziert, weil sie die goldene Mitte in sich vereinen. Sie stär-

ken die Yin- und die Yang-Wurzel gleichermaßen. Dies gilt in erster Linie für gar gekochte Getreide und nicht für unbekömmliche Getreideflocken, die roh oder lediglich eingeweicht gegessen, für den Menschen unbekömmlich sind. Einige Getreide haben jedoch eine zusätzliche spezielle Yin- oder Qi-aufbauende Wirkung. Dies wird in der Nahrungsmittelliste dadurch veranschaulicht, dass sie unter erfrischend (Yin-Aufbau) oder unter warm (Qi- und Yang-Aufbau) klassifiziert sind. Weizen beispielsweise wirkt Qi-aufbauend; er hat aber auch die Fähigkeit, Hitze insbesondere im Herzen zu kühlen. Deshalb wird er als erfrischend eingestuft und sollte bei Yang-Mangel nicht allzu häufig verwendet werden.

Auch die geschmackliche Klassifizierung der Getreide in der Nahrungsmittelliste ist komplex. Da alle Getreide einen süß-milden Geschmack aufweisen, werden sie in der Fünf-Elemente-Lehre dem Erd-Element zugeordnet, dem süßen Geschmack. Einige Getreide haben jedoch neben ihrer Wirkung auf die Organe des Erd-Elementes eine spezielle Wirkung auf Organe aus einem anderen Element. Um diese deutlich zu machen, werden sie dort eingeordnet, wo sie ihren besonderen Einfluss haben. Der Reis ist wie alle Getreide mild-süß. Er baut das Qi der Milz auf, hat aber zusätzlich eine stärkende Wirkung auf die Organe Lunge und Dickdarm aus dem Metall-Element. Deshalb steht er in der Liste bei den scharfen Nahrungsmitteln, die zum Metall-Element gehören.

Das Getreidekorn ist ein kleines Wunder

Wie jeder Same, enthält das Getreidekorn das energetische Potential einer ganzen Pflanze. In Gräbern wurden jahrtausendealte Getreidekörner gefunden, und nachdem man sie einpflanzte, keimten sie. Beim Getreide kommen einige hervorragende Eigenschaften zusammen. Es enthält eine für den Verbraucher sehr harmonische Form des Qi, die bewirkt, dass alle Organe ausgewogen versorgt werden. Der gesunde Organismus verdaut ausreichend lange gekochtes Getreide langsam und ohne große Anstrengung. Das heißt, dass es lange vorhält und viele Bedürfnisse des Körpers befriedigt. Nach einer Mahlzeit, die im ganzen Korn gekochtes Getreide enthält, hat man normalerweise mehrere Stunden lang keinen Hunger, was sehr ökonomisch ist. Außerdem entstehen kaum weitere Bedürfnisse nach Süßigkeiten oder Kaffee, was der schlanken Linie und den Nerven guttut. Damit Sie nicht in die Irre gehen und versehentlich zu viel von dem kohlenhydratreichen Getreide essen, möchte ich Sie auch hier auf den Stoffwechseltest auf Seite 54 hinweisen. Brot war das erste Fast Food überhaupt. Es wurde traditionell als Zugabe zu gekochten Speisen verzehrt. *Die Art und Weise, wie heutzutage Brot verwendet wird, birgt alle Nachteile, die Fast Food mit sich bringt, sei die Qualität auch noch so gut. Es ersetzt keinesfalls die sättigende, bekömmliche und Qi-aufbauende Wirkung einer gekochten Mahlzeit.* Dies ist ein Erfahrungswert, und ich würde jedem leidenschaftlichen Brotesser und insbesondere jenen, die abnehmen wollen, raten, wenigstens zwei Wochen lang verstärkt gekochte Mahlzeiten zu essen und sich selbst davon zu überzeugen.

Letztlich ist es nicht das Brot allein, sondern die Tatsache, dass in Brotmahlzeiten keine Aromen in Form von Gewürzen enthalten sind, die den Stoffwechsel ankurbeln. Dies führt dazu, dass das Qi der Verdauungsorgane geschwächt wird und es zu Feuchtigkeit im Körper kommt. Ein weiterer Grund für die Entstehung von Feuchtigkeit durch häufige Brotmahlzeiten, beruht auf der heutigen Gewohnheit, frisches Brot zu essen, das innen noch feucht ist. Das war früher verpönt. Es war bekannt, dass *frisches Brot* Blähungen verursacht und somit schwer bekömmlich ist. Ein Brot, das ein paar Tage alt, innen trocken und nicht klebrignass ist, wird wesentlich besser vertragen. Aber es gibt auch eine ganz einfache Lösung, indem man einen Toaster benutzt und das Aroma des leicht gebräunten Brotes genießt. Am besten zusammen mit einer kleinen Menge Bittersalat wie Rucola, Radicchio oder Chicorée, da der bittere Geschmack Feuchtigkeit ausleitet. Dadurch werden Wasseransammlungen im Gewebe vermieden, was wiederum der Figur gut tut.

Zum Frühstück Brot zu essen, ist eine Erscheinung der Neuzeit – also der vergangenen 80 Jahre – die unserer hektischen Lebensweise entspringt. Gekochte Getreideflocken, Dinkelgries, Hirse oder Polenta, mit Obst und Nüssen süß zubereitet oder mit Gemüse, Gewürzen und Kräutern, sowie Butter oder Ei, sorgen für ein neues Lebensgefühl, für eine lang anhaltende Sättigung und für den gesunden Appetit zu Mittag.

Bei Übergewicht und starken Gelüsten auf Süßigkeiten bewirkt das warme Frühstück Wunder. Das kann ich aus meiner langjährigen Tätigkeit als Ernährungsberaterin bezeugen. Dass sich die Schulnoten der Kinder bessern und ganze Familien morgens nicht mehr auf ihre mild gewürzte Hühnersuppe mit Gemüse und Getreide verzichten wollen, ist ebenfalls eine gängige Erfahrung. So exotisch uns Fleischsuppe zum Frühstück auch vorkommen mag:

Das kohlenhydratreiche Getreide beruhigt den Geist
Völkerstämme der Indianer beispielsweise, die sesshaft waren und deren Nahrungsgrundlage aus Getreide bestand, waren eher friedfertig, im Gegensatz zu ihren nomadisierenden Brüdern und Schwestern, die sich größtenteils von Fleisch ernährten. In Indien bevorzugt ein großer Teil der Landbevölkerung vegetarische Kost, nicht zuletzt auch auf Grund von Armut, während viele Stadtmenschen Fleisch essen, um dem Alltagsstress in einer Stadt gewachsen zu sein. In den Industrieländern fühlen sich heutzutage sehr viele Menschen überfordert. Dennoch wäre es falsch, ihnen allen zu empfehlen möglichst viel Fleisch zu essen; obwohl es für all jene Menschen, denen es gut bekommt, die beste Energiequelle ist. Heute wissen wir jedoch, dass etwa eine Hälfte der

Bevölkerung aus kohlenhydratreichen Zutaten am meisten Energie gewinnt, während die andere Hälfte ausreichend eiweißreiche Zutaten braucht, um genügend Tatkraft zu entwickeln. Mehr dazu finden Sie in dem Kapitel »Bestimmen Sie Ihren Stoffwechsel-Typ!« auf Seite 54.

Getreide und Gemüse haben in gekochtem Zustand die besondere Fähigkeit, Giftstoffe aus dem Körper auszuscheiden. Mangelnde Bewegung, abkühlende Ernährung, emotionale Frustration oder fortdauernder Stress führen zu einem Qi-Mangel und zu Qi-Stagnation. Die Nahrung wird nicht mehr vollständig verdaut, und es kommt zu Ablagerungen von Schlacken im Gewebe und in den Körperzellen. Besonders Menschen, die wenig Bewegung haben, sollten deshalb öfter Getreide anstelle von Kartoffeln, Nudeln oder Brot in Kombination mit aromatischen Gewürzen und Kräutern zu sich nehmen, um diesen Prozess zu verhindern. Wenn die Organe ausgewogen ernährt sind und das Qi harmonisch fließt, kommt der Geist zur Ruhe. Eine ideale Basis also, um sich mit Meditation oder anderen kreativen Lebensinhalten zu beschäftigen.

Eiweiß in Fleisch, Eiern und Hülsenfrüchten stärkt die Tatkraft
Rindfleisch gehört ebenfalls zu den neutralen Nahrungsmitteln. Es ist eine wichtige Quelle der Vitalität und Konzentrationsfähigkeit, denn sein hoher Eiweißgehalt sorgt für den Aufbau von Qi und Blut. Eine der heutzutage weit verbreiteten Halbwahrheiten besagt, dass Fleisch schlecht ist. Wie gut Fleisch jedoch tut, kann man am besten beurteilen, wenn man eine Weile auf Fleischgerichte verzichten muß, indem man sich beispielsweise in Ländern aufhält, in denen hygienisch einwandfreie Nahrung Mangelware ist. Wenn man nach einigen Wochen Trekking im Himalaja endlich wieder ein kleines Stückchen genießbares Fleisch zu essen bekommt, hat man die einmalige Möglichkeit, sich von dem

enormen Nährwert des Fleisches zu überzeugen. Wie alle Aussagen in Bezug auf Ernährung gilt dies jedoch nicht für alle Menschen. Ein kleiner Prozentsatz der Weltbevölkerung hat einen überdurchschnittlich starken Stoffwechsel, der dafür sorgt, dass nahezu alle Nahrungsbestandteile verwertet werden können, so dass diese Menschen fast von Luft leben könnten. *Für die meisten Menschen gilt jedoch, dass der regelmäßige Verzehr kleiner Mengen von hochwertigem Fleisch, das von natürlich aufgezogenen Tieren stammt, unbedingt der Gesundheit und der Vitalität dient.* Das gilt auch für Eier. Während bei einer vegetarischen Ernährung unbedingt mehrmals pro Woche Hülsenfrüchte in den Speisen enthalten sein müssen.

Der schlechte Ruf des Fleisches gilt wohl eher der Qualität und der unwürdigen Aufzucht der Tiere, gegen die viele Menschen mit Recht demonstrieren, indem sie lieber darauf verzichten.

Vom gesundheitlichen Standpunkt aus sollte man jedoch sichergehen, dass keine Anzeichen für Vitalitätsmangel wie Konzentrationsschwäche, Müdigkeit, Kältegefühle und Nachlassen der Libido auftreten. Wer sich mit aller Kraft seiner Arbeit und seinem Leben widmen möchte, geht mit zwei Esslöffeln Fleisch pro Mahlzeit an drei bis vier Tagen pro Woche auf Nummer Sicher. Hin und wieder ein Ei und etwas Fisch können die Fleischmenge noch reduzieren helfen.

Schweinefleisch ist auch eine neutrale Fleischsorte und baut Qi auf. Zusätzlich nährt es das Yin. In großen Mengen und regelmäßig gegessen, insbesondere in Form von salziger Wurst, führt es zu Wasser- und Schleimansammlungen im Körper. Lethargie, Dumpfheit, mangelnder Fokus und Übergewicht sind langfristig die Folge. Dieses sogenannte Schafherden-Syndrom, das durch den Verzehr von großen Mengen an Süßigkeiten noch nachhaltig gefördert wird, scheint eine Hauptursache für die passive Freizeitgestaltung vor der Glotze zu sein. Wurst und Süßigkeiten im Wechsel zu essen, ist eine moderne Form der Diät, die bei Menschen sehr gefragt ist, die viel fernsehen. Die Lethargie auslösende Wirkung von Schweinefleisch hatte sich bereits vor Jahrtausenden ein chinesischer König zunutze gemacht, indem er seinem Volk lediglich den Genuss dieser Fleischsorte erlaubte, um es besser gängeln zu können.

Nicht das Fleisch an sich ist schlecht für die Gesundheit, sondern die Qualität, die großen Mengen, die verzehrt werden, sowie die einseitige Zubereitung. Häufiges, scharfes Anbraten bewirkt eine Erhitzung des Organismus. Die Kombination von schwer verdaulichem Fleisch und scharfem Anbraten führt zu einer Yang-Fülle und zu toxischen Ablagerungen. Beide Zustände begünstigen das Auftreten Erkrankungen und bilden die Basis für eine Übersäuerung des Körpers, die chronischen Erkrankungen immer Vorschub leistet. Menschen, die ohnehin zu Hitzesymptomen mit Hyperaktivität und heißem Körpergefühl neigen, sollten daher ihren Fleischkonsum einschränken. Für Menschen, die leicht frieren und häufig müde sind, sind Gerichte, die etwas Fleisch und aromatische Gewürze enthalten, ein Heilmittel. In Kombination mit Gemüse und insbesondere durch die Verwendung von frischem Ingwer bei Fleischgerichten wird außerdem die Ablagerung toxischer Rückstände weitgehend vermieden.

Wurst enthält meistens zuviel Salz. Sie sollte unbedingt von guter Qualität sein und nur in kleinen Mengen gegessen werden. Wer jedoch das Wurstbrot gegen ein Käsebrot eintauscht, hat sich überhaupt nichts Gutes getan. Im Gegenteil: Die abkühlende und schleimerzeugende Wirkung von zuviel Käse führt schneller zum Schafherden-Syndrom, zu Qi-Mangel, Wasseransammlungen und Übergewicht als Wurst. Es gibt gute Gründe, ethischer und ökonomischer Natur, auf Fleisch zu verzichten. Wer sich jedoch im kühlen, mitteleuropäischen Klima gesund vegetarisch ernähren möchte, muss regelmäßig zum Kochlöffel greifen, wenn er die bei Vegetariern häufig anzutreffenden Zustände des Qi- und Blutmangels vermeiden will.

Gekochte Speisen mit Getreide und neutralen Gemüsen wie Weißkohl und Karotten sind nötig, um dem Körper ausreichend Qi zuzuführen. Fleischbrühen und Gerichte, die eine kleine Menge Fleisch enthalten, sind ein geeignetes therapeutisches Mittel, um Qi und Blut bei einem bereits bestehenden Mangel spürbar und schnell wieder aufzubauen. Fleisch, das diese Zwecke erfüllt, stammt aus artgerechter Aufzucht von Tieren, die mit kontrolliert biologischem Futter großgezogen wurden. Außerdem sollte es nicht tiefgefroren gewesen sein, da es dann weniger bekömmlich ist.

Hülsenfrüchte für die vegetarische Ernährung

Hülsenfrüchte in Kombination mit Getreide sind weltweit die Grundlage einer vegetarischen Ernährung. Besonders empfehlenswert ist die Kombination mit Reis, wie Wissenschaftler bei einer Untersuchung in Nepal festgestellt haben, da er zu einer optimalen Ausgewogenheit von Kohlenhydraten und Eiweiß beiträgt.

Linsen, Erbsen und Bohnen gehören zur täglichen Nahrung aller vegetarisch lebenden Bevölkerungsgruppen. Dies oft gezwungenermaßen, aufgrund von Armut oder religiösen Anschauungen, die man vielfach in den armen, heißen Ländern wie in Indien findet.

Damit Hülsenfrüchte leichter verdaulich sind, empfiehlt es sich, frischen Ingwer, etwas Kreuzkümmel oder andere verdauungsfördernde Gewürze und Kräuter bei der Zubereitung zu verwenden. Außerdem sollte man das Einweichwasser nicht zum Kochen verwenden, weil gerade darin die Stoffe gelöst sind, die blähend wirken. Salz und eine kleine Menge Essig gibt man erst zum Ende des Kochens dazu, um das Weichwerden der Hülsenfrüchte nicht zu beeinträchtigen.

Erfrischende Nahrungsmittel für den Blut- und Säfte-Aufbau

Der Körper baut aus erfrischenden Nahrungsmitteln Blut und Säfte auf. Damit dies vonstatten gehen kann, brauchen die verantwortlichen Organe Milz und Nieren ausreichend Qi. *Bei einem Blut- oder Säftemangel ist es also in erster Linie wichtig, einerseits Qi mittels neutraler und warmer Nahrungsmittel aufzubauen und begleitend dazu Säfte mit Hilfe erfrischender Nahrung.* Die meisten Gemüse- und Obstsorten und Salate sind erfrischend. Alles Grüne aus der Pflanzenwelt ist ausgezeichnet geeignet, Blut aufzubauen. Es ist günstig, den Verzehr von Blattsalaten und Kräutern im Sommer und Frühling zu steigern und ihn im Herbst und Winter auf kleinere Mengen zu reduzieren und damit den erwärmenden Speisen den Vorzug zu geben.

Rohkost in Form von ungekochten Gemüsen, Obst, Tomaten und Salatgurken sollte immer nur einen kleinen Anteil der Mahlzeiten ausmachen. Man höre und staune, wo doch allerorts der Verzehr von Rohkost so hoch gepriesen wird. Vielleicht liegt dies daran, dass seit der Entdeckung der Vitamine noch nicht einmal hundert Jahre vergangen sind und der Mensch dazu neigt, alles Neue überzubewerten und Althergebrachtes zu verdammen. Bis vor einigen Jahrzehnten wurden die wenigen Gemüse, die den Speiseplan bereicherten, zumeist tatsächlich totgekocht, und Obst und Salat gab es nur in der Saison. In England war im Jahr 1917 ein Anteil von 41 % der Männer im besten Alter für den Militärdienst untauglich, weil sie unterernährt waren. In Wien litten 1919 die meisten Säuglinge und Kleinkinder an Skorbut oder Rachitis, was durch Vitaminmangel verursacht wurde. Die Entdeckung der Vitamine war somit ein Segen, der viele Menschen heilte und vor einem frühen Tod bewahrte.

Bis heute – so räumen vorsichtige Wissenschaftler jedoch ein – kennt man noch immer nicht alle Bestandteile der Nahrung. Noch weniger weiß die Wissenschaft über die ganzheitliche Wirkung einzelner Nahrungsmittel und über ihr Zusammenwirken. In der heutigen Zeit, in der die Regale in Supermärkten selbst im tiefsten Winter mit frischen Früchten und Gemüsen übervoll sind, ist das Problem Vitaminmangel dennoch nicht aus der Welt geschafft. Aber das hat – wie schon erwähnt – andere Gründe. Unnatürliche Wachstumsbedingungen, ausgelaugte Böden, Überzüchtung und Denaturierung bei der industriellen Produktion sind ein Teil der Ursachen für den Tatbestand, dass die Pflanzenkost heutzutage nur noch Bruchteile der Nährstoffe beinhaltet, die sie vor etwa 70 Jahren enthalten hat.

Aus der Sicht der chinesischen Medizin sieht die Angelegenheit noch einmal anders aus:

Aufgrund von zuviel Südfrüchten, Rohkost, Milchprodukten und denaturierten Nahrungsmitteln -wie Süßigkeiten, Cola und Fast Food- leiden viele Menschen, insbesondere Frauen, unter einem Qi-Mangel des Mittleren Erwärmers, also dem Teil des Körpers, der hauptsächlich für die Gewinnung des nachgeburtlichen Qi verantwortlich ist. Die Folge ist, dass ein guter Teil, der in der Nahrung vorkommenden Vitalstoffe nicht verwertet werden können, sondern ausgeschieden werden.

Schuld daran sind industriell »verschandelte« Nahrungsmittel, Lobeshymnen auf Vitamine und Südfrüchte und einseitige »Gesundheitsdiäten«, die eine, einzig richtige Ernährung für alle Menschen propagieren. Große Mengen an Rohkost, Obst und Südfrüchten zu essen, macht krank – vor allem Frauen und besonders im Winter. Gesund sind für jeden Menschen sehr kleine Mengen an Blattsalaten und frischen Kräutern und etwas größere Mengen an Rohkost für Menschen, die körperlich hart arbeiten und sich viel bewegen. Somit auch für Leistungssportler und generell für Leute mit einer Tendenz zur Yang-Fülle, welche sich durch ein hitziges Temperament und Hyperaktivität bemerkbar machen kann. *Bei allen anderen Menschen und besonders bei je-*

nen, die viel sitzen und Kopfarbeit leisten, führen größere Mengen Rohkost vor allem zu Milz-Qi und Nieren-Yang-Mangel. Ebenso zu Abwehrschwäche, Konzentrationsmangel, Verdauungsproblemen und last not least eventuell sogar zu sexueller Unlust.

Bei Babys und Kleinkindern, denen die Banane schon in die Wiege gelegt wird, sind die Auswirkungen besonders deutlich. Verdauungsschwäche, eine blasse Gesichtsfarbe und Ringe unter den Augen sind bereits bei den Kleinsten zu finden. Im schulpflichtigen Alter kommt es zu Konzentrationsstörungen, Qi-Schwäche, Erkältungsanfälligkeit und mangelhaften Leistungen in der Schule. Stellen Sie die Ernährung ihrer Kinder von Südfrüchten und Milchprodukten auf gekochtes Müsli und Suppen um, und sparen Sie sich den Nachhilfelehrer. Die zeitliche Investition in die Zubereitung der Speisen lohnt sich.

Die Chinesen sagen: »Der Mensch unterscheidet sich vom Tier durch seinen Geist und dadurch, dass er seine Speisen kocht. Durch das Feuer beim Kochen wird das geistige Feuer des Menschen entfacht.«

Das Kochen mit erfrischenden Zutaten

Gerade bei den erfrischenden Nahrungsmitteln wie Obst, Tomaten und Gurke, die heutzutage üblicherweise roh verzehrt werden, spielt das Kochen eine wichtige, ausgleichende Rolle. Das Zubereiten von Grütze und Kompott ist leider fast völlig aus der Mode gekommen, und viele Kinder kennen Tomatensoße nur aus der Ketchup-Flasche.

Der Kochvorgang bereitet die Nahrung jedoch so vor, dass sie vom Körper leicht aufgeschlossen und verdaut werden kann. Der Qi-Aufwand für das Verdauen gekochter Speisen ist wesentlich geringer als bei Rohkost. Außerdem muss der Körper Rohgegessenes erst anwärmen, was wiederum Yang verbraucht. Ein altes Sprichwort, dem wir aber keinen Glauben schenken sollten, sagt: »Suppen machen dick.« Warum? Weil Suppen den Magen so angenehm vorwärmen, folglich die Verdauung so gut funktioniert, dass man anschließend viel mehr essen kann. Im Unterschied zu vielen Tieren kann der Verdauungstrakt der allermeisten Menschen nur einen Bruchteil von roh gegessenem Gemüse und Obst verdauen. Der Rest wird ausgeschieden, ohne dass irgendwelche Vitamine oder Nährstoffe extrahiert wurden. Das zeigt sich an den unverdauten Nahrungsresten im Stuhl. Nach einem schonenden Kochvorgang ist das anders. Die gekochte Nahrung kann – selbst wenn sie anschließend kalt gegessen wird – energetisch besser ausgewertet werden, und die Nährstoffe gelangen in den Körper. *Zusammenfassend kann man sagen, dass gekochte erfrischende Nahrungsmittel wesentlich mehr Säfte im Körper aufbauen als roh gegessenes kühlendes Obst, Gemüse, Salate und Frucht- oder Gemüsesäfte.*

Bekömmlicher als rohes Gemüse, Tomaten und Gurken sind frische Kräuter und Blattsalate wie Feldsalat; insbesondere die Bittersalate Chicorée, Rucola und Radicchio, vor allem wenn sie in Kombination mit gekochten Speisen verzehrt werden. Sie sollten in kleinen Mengen regelmäßig die Mahlzeiten bereichern.

Kalte Nahrungsmittel schützen vor Hitze

Viele Südfrüchte und Kräutertees, des weiteren Tomaten, Gurken, Joghurt, Algen, Mineralwasser und Salz sind kalt. Ein kleiner Anteil kalter Nahrungsmittel in den Speisen erhöht das kühlende Yin und verhindert die Entstehung von übermäßiger Hitze, einer Yang-Fülle, im Körper. Vor allem im Sommer und in heißen Ländern bieten die kalten Nahrungsmittel einen Ausgleich zu bioklimatischer Hitze. Ansonsten gilt für ein Übermaß das gleiche wie für erfrischende Speisen, nur dass die stark abkühlende Wirkung kalter Nahrungsmittel schneller auftritt und tiefer in den Körper eindringt. Ausgerechnet im Sommer kommt es häufig zu einer Qi-Schwäche des Verdauungstraktes und des Mittleren Erwärmers durch den übermäßigen Genuss von kalter Nahrung, von Speiseeis und von eisgekühlten Getränken. Dadurch wird die Niere im Unteren Erwärmer gezwungen, verstärkt Wärme und Qi bereitzustellen. Langfristig kommt es zu einem Yang-Mangel der Nieren mit innerer Kälte und Erschöpfung einhergeht.

Im Sommer besteht natürlich verstärkt das Bedürfnis nach erfrischenden Nahrungsmitteln, und viele Menschen beschränken ihre Ernährung auf Salate, Rohkost, Obst, Speiseeis und Fruchtsäfte. Außerdem werden Getränke häufig eisgekühlt getrunken. Diese einseitige Ernährungsweise führt – insbesondere wenn bereits ein latenter Qi-Mangel vorliegt – zu den oben beschriebenen Zuständen. Um dies zu vermeiden, ist es wichtig, kalte Nahrungsmittel selbst im Sommer behutsam einzusetzen. Auf eiskalte Getränke sollte man generell verzichten, da sie auch in einem gesunden Magen und bei äußerer Hitze einen Kälteschock bewirken, denn die Diskrepanz zwischen der Körpertemperatur und dem kalten Getränk ist zu groß. In heißen Ländern trinken die Menschen heiße Getränke mit einer kalten thermischen Wirkung wie Pfefferminztee. So wird der Körper erfrischt, ohne auf krasse Weise abzukühlen.

Die Übergewichtsprobleme, unter denen so viele Menschen in den USA leiden, können zum Großteil auf eine Qi-Schwäche des Mittleren Erwärmers durch den weit verbreiteten Genuss von eisgekühlten Getränken und Eiswasser zurückgeführt werden.

Viele Kräutertees sind kalt. Die gesundheitsfördernde Wirkung der Kräuter kann diese Tatsache nicht verschleiern. Außerdem haben Kräutertees eine medizinische Wirkung, die bei falscher oder dauerhafter Anwendung das Gegenteil, nämlich Krankheit, bewirkt. Dies gilt für Kamillentee ebenso wie für Pfefferminztee, Frauenmanteltee und sogar für Früchtetee. Entnehmen Sie einfach die thermische Wirkung der Getränke den Listen, und setzen Sie sie richtig dosiert so ein, dass sie nützen und nicht schaden.

Trinkwasser statt Flaschenwasser
Wir können uns glücklich schätzen, dass wir Zugang zu sauberem Trinkwasser aus der Leitung haben. Da es nicht überall so ist, muss jeder für sich selbst herausfinden, wie gut sein Leitungswasser ist. Sicher ist jedoch, dass wir mit jeder gekauften Flasche Wasser ein mehr oder weniger hohes Risiko eingehen, weil wir einfach nicht erfahren, was in dem Wasser und in der Hülle der Flasche drin ist. Mehr über »Die Rolle des Trinkwassers« erfahren Sie auf Seite 164.

Da heißes Wasser das beste Getränk überhaupt ist, wie Sie in meinem Vorwort nachlesen können, lohnt es sich eine neue große Thermoskanne anzuschaffen, in der zuvor kein Kaffee war, denn sonst vergeht Ihnen die Lust auf dieses Getränk. Heißes Wasser »à la nature«, eventuell mit etwas Honig oder Vollrohrzucker, einem Spritzer Essig oder Zitrone ist das ideale Getränk. Als ich diese gesunde Form des heißen Wassertrinkens zum ersten Mal bei einem tibetischen Mönch sah, war ich erstaunt. Nachdem ich es selbst ausprobiert hatte, erschien es mir ganz natürlich. Kaltes Wasser ist thermisch um so kälter, je mehr Mineralien und Salz es enthält. Indem man einen Tee mit erwärmenden Gewürzen wie Sternanis, Zimt, Ingwer usw. zubereitet, oder Wasser einfach erhitzt, wird der abkühlende Effekt ausgeglichen. Das funktioniert übrigens auch bei anderen Getränken. Wenn Sie frieren und ein heißes Getränk vorziehen, dann erhitzen Sie doch einfach mal einen Trauben- oder Mangosaft. Indem man etwas braunen Zucker oder süße Marmelade dazu gibt, kann man sogar kleine Kinder dafür begeistern. Das schmeckt köstlich, und man bekommt einen warmen Bauch.

Meine Mitarbeiterin konnte sogar ihre beiden Kinder für heißes Wasser ohne Zutaten begeistern. Woraufhin die beiden sich im Kindergarten geweigert haben das kalte Wasser aus den Plastikflaschen zu trinken und stattdessen erreicht haben, dass auch einige der anderen Kinder mit ihrer Thermosflasche in den Kindergarten kamen.

Die erfolgreiche Auswahl der Nahrungsmittel

Für den betagten chinesischen Professor Leung Kok Yuen in Kanada gilt eine strenge Regel. Eine gesunde Ernährung setzt sich folgendermaßen zusammen: 70 % Getreide, 15 % gekochtes Gemüse, 5 % Rohkost, 5 % Fleisch oder Fisch, 5 % Milchprodukte und Sonstiges.

Keine Angst, zu dieser Zusammenstellung will ich Sie nicht überreden, denn sie ist nur für »Auserwählte« gut! Wenn sie Ihnen jedoch bekommt, kann ich Sie nur beglückwünschen. Sie haben einen überdurchschnittlich starken Stoffwechsel, und ein langes Leben, Gesundheit und Gelassenheit sind Ihnen so gut wie gewiss. Ansonsten erwähne ich diese Ernährungsweise, um eine Vorstellung davon zu geben, welche Möglichkeiten Menschen haben, die ihre Gesundheit ein Leben lang pflegen und es sich auf diese Weise ermöglichen, eine Diät von großer Reinheit mühelos einhalten zu können, die noch dazu eine nachhaltig beruhigende Wirkung auf den Geist hat. *Zu einer solchen Kost oder zu irgendeiner anderen sollte man sich allerdings nicht zwingen.* Ernährungsgewohnheiten sind einer Entwicklung unterworfen, die man bewusst steuern sollte, indem man in sich hineinspürt, wie einem das »neue« Essen bekommt. Dazu muss man es natürlich zuerst einmal für einige Zeit ausprobieren und sich mit neuen Zubereitungsmethoden vertraut machen. Wenn man beispielsweise nur sehr wenig aromatische Zutaten beim Kochen verwendet hat und nun davon wegkommen will, in dem man vermehrt Kräuter und Gewürze verwendet, muss man kreativ werden und ein wenig üben.

Es geht also nicht darum, sich verzweifelt zu zwingen, all das zu vermeiden, was man für sich als nicht zuträglich erkannt hat. Sondern im Gegenteil darum, die Fülle der Nahrungsmittel und Zubereitungsmethoden einzusetzen, wodurch viele unbekömmliche Gewohnheiten und übersteigerte Gelüste mit der Zeit von allein verschwinden. Wer zuviel Zwang ausübt, verfällt leicht an anderer Stelle in irgendein anderes, ungesundes Extrem.

Die Ernährung muss sitzen wie ein gut geschnittener Anzug. Sie muss flexibel sein und sich dem jeweiligen Geschmack anpassen, dann wird sie zu einem Freund fürs ganze Leben. In dem Maße, wie sich der Mensch verändert und verschiedene Lebensphasen durchschreitet, verändern sich auch seine Ernährungsgewohnheiten. Damit meine ich nicht, dass es sinnvoll ist, eine Diät nach der anderen auszuprobieren, im Gegenteil. Es ist wichtig, irgendwann einmal eine Basis zu schaffen und zu wissen, was Lebensmittel bewirken oder anrichten können. Wenn diese Information dann in Fleisch und Blut übergegangen ist, ist es ganz einfach, in jedem Moment die passenden Speisen auszuwählen. Die chinesische Ernährungslehre ist wie ein guter Freund. Sie steht dem Menschen ein Leben lang zur Seite, in guten und in schlechten Zeiten, und hilft, schwierige Phasen zu meistern. Als wahrer Freund wird sie jedoch nicht immer alles gutheißen, was der Mensch tut, und dadurch helfen, liebgewordene, aber schlechte Gewohnheiten aufzugeben und etwas Neues zu entdecken.

Vor einiger Zeit traf ich eine alte Freundin wieder, mit der ich vor acht Jahren in einer Wohngemeinschaft zusammengelebt hatte. Als ich sie vor sechs Jahren das letzte Mal sah, machte sie gerade eine Getreidekur. Sie hatte sich seit einigen Monaten mit der Fünf-Elemente-Ernährung beschäftigt und war gerade dabei, die letzten überflüssigen Pfunde wegzuschaffen und mit Hilfe der Getreidekur ihren Organismus von Grund auf zu harmonisieren. Sie hatte inzwischen ihr Studium abgeschlossen, war beruflich erfolgreich und stand nun rank und schlank vor mir. Ganz lässig erzählte sie mir, dass sie oft gefragt werde, wie sie es denn geschafft habe, endgültig so schlank zu bleiben, nachdem sie sich jahrelang mehr oder weniger erfolglos mit Diäten herumgeschlagen hatte. Jetzt erzähle sie jedem, er solle einfach immer das essen, worauf er gerade Lust habe. Das sei schließlich auch ihr Erfolgsrezept.

Als ich sie etwas verdutzt fragte, ob sie sich denn gar nicht mehr an die Ratschläge der Fünf-Elemente-Lehre hielte, die ihr doch damals so gut geholfen hätten, wurde sie nachdenklich: »Ja, stimmt, eigentlich halte ich mich immer noch daran, ich habe es nur ganz vergessen. Weil mir inzwischen genau die Sachen schmecken, die mir gut tun. Und ein- bis zweimal pro Woche esse ich ein Eis oder Schokolade, ich habe einfach nicht mehr öfter Lust darauf.«

Das ist wirklich der schönste Erfolg und der beste Beweis dafür, dass eine ganzheitliche Ernährungslehre die Grundlagen für eine zwanglose, unabhängige Ernährungsweise schafft. *Wenn der Körper erst einmal das bekommt, was er wirklich braucht, dann treten Heißhunger und starke Gelüste nach Süßigkeiten, Kaffee und Alkohol immer weniger auf.*

Die Freiheit des Menschen besteht darin, dass er sich selbst mit Hilfe seines Willens und seiner Disziplin in dem Maß verändern kann, wie er es für richtig hält. Der Geist sollte den Körper beherrschen, und nicht umgekehrt. Mit Freiheit hat es ja nichts zu tun, sondern eher mit Zwang, wenn jemand sich jeden Tag getrieben fühlt, eine Tafel Schokolade zu essen. Die Frage lautet jedoch: »Wie gehe ich mit starken Gelüsten um?« Sich die Befriedigung der Gelüste strikt zu verbieten, ist auf Dauer meistens nicht erfolgreich, weil die Ursache dafür nicht beseitigt worden ist. Hilfreicher ist es da schon, wenn man weiß, dass Heißhunger auf Süßigkeiten ein Symptom des Qi-Mangels der Milz ist, die auf diese Weise versucht, sich den Geschmack zu verschaffen, der sie heilt. Die Milz »sagt« aber nicht: »Ich will Schokolade.« Das ist Ihre Interpretation. Die Milz sagt: »Ich will ein süßes, warmes Frühstück, süße Hirse, süße Karotten und süßes Rindfleisch, um mein Qi aufzubauen.« Das ist meine Interpretation. Ich glaube, dass meine Version der Wahrheit näher kommt. Probieren Sie es aus.

Eine gesunde geistige Entwicklung ist auf der Basis einer ausgewogenen Ernährung leichter zu realisieren. Die Stärkung der

Mitte – die das Essen transformiert und die uns stabilisiert – sorgt auch für mehr Abstand zu Emotionen, Bedürfnissen, Begierden und extremen Gelüsten. So wird es mit der Zeit einfacher, frei zu entscheiden: »Dem gebe ich nach, darauf steige ich ein«, oder: »Darauf kann ich jetzt gerne verzichten, weil ich mehrfach gespürt habe, dass es mir nicht gut tut.«

Die Kombination der Nahrungsmittel nach thermischer Wirkung

Wie bereits erwähnt, gibt es zwei Anwendungsbereiche bei der Fünf-Elemente-Ernährungslehre: Die Alltagsernährung zur fortwährenden Stärkung der Organfunktionen und die therapeutische Diätetik zur Behandlung.

Die *therapeutische Behandlung* wird gezielt eingesetzt, wenn aufgrund einer Diagnose nach den Prinzipien der TCM Funktionsschwächen einzelner Organe ermittelt wurden. Hier sollte die richtige Ernährung immer die Basis für eine Behandlung bieten, die von Ärzten und Heilpraktikern mit Akupunktur und/oder Kräutertherapie durchgeführt wird. Denn die *Alltagsernährung* sorgt dafür, dass aus Funktionsschwächen keine Krankheiten werden. Sie ist dazu da, ein Ungleichgewicht und einfache Beschwerden zu beheben.

Ich werde oft gefragt: »Wie soll ich denn zu Hause kochen, wir haben alle eine unterschiedliche Konstitution, und ich kann doch nicht für jeden etwas anderes kochen?« Ganz einfach: Kochen Sie ausgewogen und nach Jahreszeit, dann passt es für alle. Mehr dazu finden Sie in dem Kapitel »Kochen nach Jahreszeit«. Beim Kombinieren der Nahrungsmittel spielen natürlich die Geschmacksrichtungen eine gewisse Rolle. Da diese erst im Anschluss behandelt werden, komme ich auf die Zusammenstellung der Speisen im weiteren Verlauf noch einmal zurück.

Bezüglich der Temperaturwirkung ist am wichtigsten, dass die neutralen Nahrungsmittel und die erfrischenden und warmen Gemüse den größten Teil der Speisen ausmachen. Kalte und heiße Nahrungsmittel sollten immer mit Bedacht und in kleinen Mengen verwendet werden. *Die Betonung der goldenen Mitte ist die Garantie dafür, dass sich der Organismus über kurz oder lang ganz von selber ausgleicht.* Kartoffeln sind ebenfalls neutral. Sie haben nur leider nicht die harmonisierende, Qi-steigernde Wirkung des Getreides und sollten deshalb wie Gemüse behandelt werden, was sie im Grunde genommen ja auch sind.

Neutrale, warme und erfrischende Nahrungsmittel bilden die ausgewogene Basis, kleine Mengen heißer und kalter Nahrungsmittel sorgen für Dynamik und Abkühlung. Auch in der heißen Jahreszeit sei vor einem Übermaß an kalten Nahrungsmitteln gewarnt. Gerade im Sommer befindet sich das Qi mehr an der Körperoberfläche, und das Innere ist besonders anfällig für Unterkühlungen.

Im Frühling und Sommer kommen erfrischende Nahrungsmittel mehr zum Einsatz und im Herbst und Winter die warmen. Frische Kräuter, Blattsalate, Sprossen und Obst bereichern in jeder Jahreszeit in kleinen Mengen den Speiseplan, verstärkt im Sommer und reduziert im Winter.

Wie schon angeführt wurde, haben Mahlzeiten, die aus Brot – auch aus Vollkornbrot – bestehen, nicht die gleiche Wirkung wie gekochtes Getreide. Die gekochte Mahlzeit ist sättigender und hält länger vor, außerdem ist sie bekömmlicher und erwärmender, und sie liefert mehr Qi.

Für all jene, denen das Kochen mit *Vollkorngetreide* nicht vertraut ist, folgender Rat: Es ist einfach, mit Getreide zu kochen, um sich gesund zu ernähren. Und wenn dann gelegentlich Weißmehl und Spaghetti auf den Tisch kommen, ist auch das ein Genuss, den man sich guten Gewissens gönnen sollte. Wenn es Ihnen gelingt, pro Woche drei bis vier Getreidemahlzeiten in Ihren Speiseplan einzubauen, sind Sie auf dem besten Weg. Wenn Sie meinen, Getreide schmecke nicht, frage ich Sie:»Wie schmecken Ihnen Kartoffeln oder Spaghetti ohne jegliche Saucen, Gewürze oder Beilagen?« Wahrscheinlich überhaupt nicht! Das gilt nicht für Getreide. Ein körniger Rundkornreis mit etwas Salz und einem Stück Butter ist eine einfache Zwischenmahlzeit, wenn man es eilig hat und lediglich den Hunger stillen möchte , ohne dass es viel Zeit kostet oder wenn man abnehmen möchte. Die Betonung liegt hier auf dem kleinen Wort»körnig«. Wenn der Reis matschig ist oder der Kern innen noch roh, dann schmeckt er natürlich nicht. Mit entsprechenden Beilagen, Saucen, Kräutern und Gewürzen dagegen ist er köstlich. Probieren Sie folgendes Rezept Mischen Sie unter frisch gekochten Vollkornreis, kurz in Butter gebratene mit Salz und Pfeffer gewürzte, Champignons und etwas geriebenen Parmesankäse. Umrühren und sofort servieren. Dazu passt mit mildem Schafskäse gefüllter, gebackener roter Spitzpaprika. Und das Reisgericht sollte mit reichlich feingeschnittener Petersilie bestreut werden. Diese Kombination schmeckt köstlich und das Gericht sieht sehr schön aus!

Yangisieren und Yinisieren von Speisen

Die chinesische Ernährungslehre kennt verschiedene Zubereitungsarten, die die thermische Wirkung von Nahrungsmitteln verstärken oder ausgleichen.

Die eine Methode ist das Yangisieren von Speisen. Hier geht es darum, die erfrischende Wirkung eines Nahrungsmittels durch eine Wärme erzeugende Garmethode oder durch die Verwendung erwärmender Gewürze auszugleichen oder den ursprünglich wärmenden Effekt eines Nahrungsmittels zu unterstützen.

Das Yinisieren funktioniert umgekehrt. Durch die Kochtechnik und die Verwendung erfrischender oder kalter Zutaten wird der Wirkung eines eigentlich warmen Nahrungsmittels entgegengesteuert, oder man verstärkt noch den abkühlenden Einfluss einer Speise.

Das Yangisieren

Yangisierende Kochmethoden sind: Grillen, Räuchern, scharfes Anbraten, Braten, Backen, langes Kochen in Flüssigkeit, die Verwendung heißer und erwärmender Gewürze sowie das Kochen mit Alkohol.

Grillen erzeugt am meisten Hitze in der Nahrung, da diese direkten Kontakt mit dem Feuer oder der Hitzequelle hat. Vor allem Fleisch erhält durch Grillen eine stark erhitzende Wirkung, die im Bereich des Magens eine Yang-Fülle verursachen kann.

Zu der Erkenntnis, dass es zwischen dem Grillen von Fleisch und der Entstehung von Magenbeschwerden bis hin zu Krebs einen Zusammenhang gibt, gelangte die Gesundheitsbehörde in Arrezzo in der Toskana. Während des langen, heißen Sommers bereiten dort die Menschen ihre Mahlzeiten täglich im Freien auf dem Grill zu. Das Essen besteht fast nur aus Fleisch und Bratkartoffeln. Gemüse und Salat ergänzen die Speisen nur in kleinsten Mengen. Hinzu kommt, dass der Wein in dieser Gegend sehr viel Gerbsäure enthält. Die Kombination von gegrilltem Fleisch und gerbsäurehaltigem Wein verursacht in dieser Region bei überdurchschnittlich vielen Menschen Magenkrebs. Durch die regional enorm hohe Rate dieser Erkrankung ist die Gesundheitsbehörde aufmerksam geworden und hat den Zusammenhang erkannt.

Der Verzehr großer Mengen Fleisch kann zu chronischer Übersäuerung und toxischen Ablagerungen im Körper führen. Durch die direkte Hitze, mit der das Fleisch beim Grillen in Berührung kommt, und durch den Rauch, der entsteht, wenn das abtropfende Fett in der Glut verbrennt, sind diese Ablagerungen besonders schädlich. Im Körper bilden sie dann Ansammlungen, die in der TCM als eine Ursache für die Entstehung von Krebs angesehen werden. Es ist wichtig beim Grillen oder Toasten, alles schwarz Verbrannte zu entfernen, denn die verkohlten Rückstände sind toxisch. Es ist ratsam, sich das Grillen als einen eher seltenen Luxus zu gönnen oder zumindest sanfte Methode des Grillens zu wählen.

Räuchern ist etwas weniger erhitzend als Grillen. Außerdem kommt die Nahrung nicht direkt mit dem Feuer in Berührung. Trotzdem ist davon abzuraten, regelmäßig Geräuchertes zu essen, zumal es auch immer sehr salzig ist. Geräucherter Fisch, vor allem Lachs, stärkt und erwärmt die Nieren. Diese Wirkung sollte man sich im Winter zunutze machen. Allerdings ist die Verwendung von gezüchtetem Lachs inzwischen äußerst bedenklich. Da die Tiere auf engstem Raum leben, kommen große Mengen chemischer Medikamente zum Einsatz, die sich anschließend in ihrem Fleisch befinden. Werdenden und stillenden Müttern wird inzwischen von mehreren Seiten davon abgeraten, Zuchtlachs zu essen. Da Lachs ein hochwertiges Nahrungsmittel ist, lohnt es sich die verschiedenen Zertifikate zu beachten, die die Unbedenklichkeit von geräuchertem Lachs gewährleisten.

Scharfes Anbraten von Fleisch hat eine ähnliche Wirkung wie Grillen, da das Nahrungsmittel großer Hitze ausgesetzt ist. Vor allem Menschen, die zu innerer Hitze neigen, sollten scharf angebratene Steaks so selten wie möglich essen.

Sanftes, langsames Anbraten in Fett bei mäßiger Hitze gleicht die kühlende Wirkung von Gemüsen wie Chinakohl, Mangold oder Tomaten aus. Es sollten jedoch möglichst hochwertige pflanzliche Öle, Butter oder Butterschmalz zur Verwendung kommen. Butterschmalz ist zum Anbraten am besten geeignet, weil es keine Eiweißanteile mehr enthält, die anbrennen könnten. In unserer heutigen Wohlstandsgesellschaft ist das Braten mit Butter wegen seiner geschmacklichen Finesse weit verbreitet. Gebratenes tierisches Fett erzeugt jedoch – ähnlich wie Fleisch – giftige Rückstände und blockiert die Verdauung, insbesondere die Funktion der Gallenblase, aber zum Glück nur wenn es zu stark erhitzt wird. Wenn Sie auf den Bratgeschmack Wert legen, sollte die Butter nur so stark erhitzt werden, dass sie nicht braun wird. Noch besser ist es, die Butter erst am Ende des Kochvorganges über das Gericht zu geben.

Backen im Herd ist eine vernünftige Methode, um die kühlende Wirkung von Gemüsen und Obst auszugleichen und ihre Bekömmlichkeit zu erhöhen. Und das ist ja nun wirklich nichts Neues. Denn der Apfelkuchen ist wahrscheinlich genauso alt wie der Herd. Der Aufbau der Körpersäfte geht mit erhitztem Obst besser vonstatten, weil eine zu starke Abkühlung der Verdauungsorgane vermieden wird. Vor allem Vegetarier sollten sich diese wärmesteigernde Kochmethode zunutze machen, da sie häufig zuwenig Körperwärme entwickeln, besonders im Winter.

Wenn zum Beispiel Tomaten im Ofen mit Mozzarella überbacken werden, ist das Gericht weniger abkühlend als in rohem Zustand und um ein Vielfaches bekömmlicher. Gedünstete Tomaten, also echte Tomatensoße, sind quasi das Paradebeispiel dafür, wie man in der mediterranen Küche und insbesondere in Italien regelmäßig für die Stützung der Körpersäfte sorgt. Die Fertigsoße aus der Ketchup-Flasche und gekauftes Tomatenmark bieten dafür freilich keinen Ersatz.

Langes Kochen von Suppen ist ein sehr sanftes, aber effektives Mittel, um den Körper zu nähren und zu yangisieren. Fleischbrühen und Gemüsesuppen werden in China manchmal tagelang gekocht, wenn es darum geht, innere Kälte zu vertreiben oder Qi aufzubauen, beispielsweise nach langer Krankheit oder nach einer Geburt, um die Mutter zu stärken. In der Gastronomie müssen die Fleischknochen einer Kraftsuppe 10 bis 15 Stunden ausgekocht werden, damit sie diesen Namen verdient. Bei dieser Zubereitungart geht es nicht um Nährwert oder Vitamine, denn natürlich sind nach mehrstündiger Kochzeit die Vitamine verkocht. Es geht vielmehr darum, durch die Hitze des Kochens möglichst viel wärmendes Yang in der Nahrung zu speichern.

Im Mittelalter war eine Kochmethode in Mittel- und Nordeuropa weit verbreitet. In jeder Küche hing über der Feuerstelle ein großer, fest installierter Topf. Jeden Tag wurde alles, was Haus, Stall und Garten zu bieten hatten, in den vor sich hin köchelnden Topf hineingegeben, ohne dass das Feuer jemals ausging. Diese kräftige Suppe bildete die Hauptnahrung der Menschen. Die heutigen Eintöpfe sind ein Überbleibsel dieser Sitte. *Eintöpfe* mit oder ohne Fleisch sind im Winter eine ausgezeichnete Quelle für Wärme und Qi. Je länger Knochen und Fleisch gekocht werden, um so yangisierender ist die Wirkung. Bei vegetarischen Eintöpfen würde ich jedoch von einer zu langen Kochzeit abraten, da verkochte Gemüse keinen sehr hohen Nährwert mehr haben und die yangisierende Wirkung nur durch warme oder heiße Gewürze und Küchenkräuter erreicht werden kann.

Gewürze sind nicht nur eine geschmackliche Bereicherung beim Kochen, sie haben auch eine starke energetische Wirkung. Pfeffer, Chili und Curry sind beispielsweise heiß. Rosenpaprika, Muskat, Nelke, Koriander, Kümmel, Zimt und alle getrockneten Kräuter tendieren zu warm. Ebenso frische Kräuter wie Schnittlauch, Oregano, Thymian und Rosmarin. Diese Zutaten erwärmen den Verdauungstrakt und erleichtern dadurch das Aufspalten der Nahrung für die Gewinnung von nachgeburtlichem Qi. Im Winter sind sie unentbehrlich beim Schutz vor äußerer Kälte. Viele Wintergemüse wie Rotkohl, Weißkohl, Sauerkraut und Hülsenfrüchte werden in der deutschen Küche traditionell mit erwärmenden Gewürzen wie Lorbeer, Wacholderbeeren, Kümmel und Nelke zubereitet. Diese Gerichte haben eine längere Kochzeit, wodurch die erwärmende Wirkung noch verstärkt wird. Leider ist das aber auch der Grund, warum viele Menschen heutzutage im Winter lieber zu Treibhauszucchini oder tiefgefrorenen Bohnen greifen. Rotkohl schmeckt bekanntlich besser, wenn er wieder aufgewärmt wird. Das gleiche gilt für die meisten Eintöpfe und Wintergerichte. Aufgrund der Vitaminideologie ist Aufwärmen aber leider verpönt. Schade, denn was ist zeitsparender, als einen Topf mit Rotkohl zu kochen, den man dann zwei oder drei Tage hintereinander mit unterschiedlichen Beilagen serviert und der einmal aufgewärmt um so besser schmeckt?

Die meisten Obstsorten sind erfrischend, daher sind sie ein wichtiger Säftelieferant. Da bei fast allen Menschen der Industrieländer – vor allem aber bei Frauen, alten Menschen und bereits bei vielen Kindern – eine Verdauungsschwäche in Form des Milz-Qi-Mangels besteht, ist die abkühlende Wirkung von frischem Obst unerwünscht. Deshalb ist es besonders im Winter günstig, das Obst als Kompott mit erwärmenden Gewürzen zuzubereiten. Geben Sie einfach Apfelstücke zusammen mit wenig Wasser oder Fruchtsaft und etwas Zimt in einen Topf, und lassen Sie das Ganze köcheln. Genauso können Sie mit allen sehr sauren Obstsorten wie Johannisbeeren, Rhabarber und Stachelbeeren verfahren. Mit Honig oder Fruchtsaft gesüßt, ist diese Speise ideal für Kinder und lässt sich ganz einfach mit gekochtem Getreide oder Flocken zu einem Müsli oder süßen Auflauf verarbeiten. Zimt, Nelkenpulver, Kardamom und vor allem frischer Ingwer gleichen die abkühlende Wirkung des Obstes aus, und durch das Kochen kann der Organismus um so mehr körpereigene Säfte herstellen. Bei sehr wasserhaltigen Obstsorten wie Erdbeeren, Pfirsichen oder Nektarinen genügt es, sie kurz zu erhitzen. So bleiben Geschmack und Nährwert erhalten.

Ein neues exotisches Gewürz, das man bereits in vielen Supermärkten und Feinkostgeschäften kaufen kann, ist frischer Ingwer. Er ist sehr geschmacksintensiv, ziemlich scharf, aber dennoch nicht sehr heiß. Er passt ausgezeichnet zu allen Fleischsorten und kann in sehr kleinen Mengen für fast alle Gerichte verwendet werden, ohne dass man es schmeckt.

Alle indischen Gewürze wie Masala, Curcuma, Cumin und Curry und ebenso frischer Ingwer entfalten ihren Geschmack am besten, wenn sie direkt ins Öl gegeben werden, das in einer

Pfanne erwärmt wurde. Man erhitzt die Gewürze kurz und gibt anschließend erst die kleingeschnittenen Zutaten wie Fleisch, Gemüse, Sprossen oder Tofu hinzu. Diese schonende Garmethode lässt sich besonders gut im Wok ausführen, da die Garzeit sehr kurz ist und alle Zutaten ihren Eigengeschmack bewahren. Eine asiatische Hühnersuppe schmeckt ebenfalls köstlich, wenn sie mit einem Stück Ingwer, Sojabohnensprossen und indischen Gewürzen zubereitet wird.

Frischen Ingwer sollte man in kleinen Mengen regelmäßig und verstärkt in der kalten Jahreszeit verwenden. Ich habe immer einen kleinen Vorrat im Kühlschrank, da er das beste Mittel gegen Erkältung und Lebensmittelvergiftung ist. Wenn Sie merken, dass eine Erkältung im Anzug ist, bewirkt eine Tasse Ingwertee wahre Wunder; ebenso, wenn Sie eine zu schwere, zu fette Mahlzeit oder etwas Falsches gegessen haben. Schälen Sie ein Stück Ingwer, etwa soviel wie zwei große Knoblauchzehen, schneiden Sie ihn in Scheiben und köcheln Sie ihn ca. 10 Minuten in einem halben Liter Wasser. Sieben Sie den Ingwer ab, und trinken Sie den Tee zu Beginn einer Erkältung oder bei Übelkeit. Durch den sehr scharfen Geschmack dieses Getränkes wird innere Kälte vertrieben und allen schädlichen Bakterien im Darm der Garaus gemacht.

Das ist auch der Grund, warum in heißen Ländern, wo alle Speisen sehr schnell verderben, so viele scharfe Gewürze verwendet werden. Die Hitze der scharfen Gewürze tut den Menschen in heißen Klimazonen überhaupt nicht gut. Viele Inder und Nepalesen sind deswegen krank. Sie brauchen jedoch die Schärfe, um sich vor den vielen Bakterien zu schützen.

Für Reisen und für die Hausapotheke können Sie den Ingwer in Alkohol ansetzen. Nehmen Sie einen halben Liter einfachen klaren Schnaps, schälen Sie eine ganze Ingwerknolle, schneiden Sie diese in Scheiben, und geben Sie den Ingwer für zwei bis drei Wochen in den Schnaps. Danach seihen Sie ihn ab, falls Sie auf Reisen gehen -oder lassen ihn drin, um die Wirkung noch zu verstärken. Auf einer Asienreise habe ich während der ersten Tage, in denen der Körper noch besonders empfindlich gegen die ungewohnte Übermacht der Bakterien ist, nach jeder Mahlzeit einen Teelöffel Ingwerschnaps genommen. Das hat mich vor vielen Unannehmlichkeiten bewahrt.

Bei einem Kältezustand mit kalten Füßen kann man kurmäßig ein bis zwei Wochen lang jeden Tag eine kleine Menge im Essen verwenden oder eine Tasse nicht allzu starken Ingwertee trinken. Ingwer gehört wegen seiner erwärmenden und Stagnation lösenden Wirkung zu den wichtigsten Heilmitteln der chinesischen Pharmakologie. Für Menschen, die unter einem Hitzezustand leiden, ist Ingwer nur in Notfällen erlaubt.

Die Verwendung von Alkohol ist eine sehr schmackhafte und raffinierte, yangisierende Zubereitungsweise. Je höher der prozentuale Alkoholanteil ist, um so erhitzender ist die Wirkung. Probieren Sie folgendes Rezept: Schneiden Sie Geflügelfleisch in mundgerechte Stücke. Hacken Sie ein Stück frischen Ingwer sehr klein, und vermengen Sie beides miteinander. Geben Sie es dann in eine möglichst kleine Schüssel, so dass die Fleischstücke eng beieinander liegen, und gießen Sie Sake, chinesischen Reiswein, und etwas Sojasoße darüber, bis das Fleisch bedeckt ist. Das Ganze sollte mindestens einige Stunden, besser noch über Nacht, ziehen. Nehmen Sie dann das Fleisch heraus, lassen Sie es gut abtropfen, und braten Sie es an. Dann geben Sie die Marinade dazu und köcheln das Gericht noch ein paar Minuten. Zum Schluss nach Belieben mit Honig, Chili und Salz abschmecken. Dazu passt Vollkornreis oder Basmatireis, Gemüse aus Sojabohnensprossen, Paprika und Chinakohl oder knackiger Salat. Das Fleischgericht kann mit Cashewnüssen, gerösteten Walnüssen oder Kastanien verfeinert werden.

Ein sehr erwärmendes Gericht für den Winter ist Lammfleisch in Rotwein. Schneiden Sie Lammfleisch in kleine Stücke. Vermengen Sie es mit Zwiebelscheiben, gehacktem Knoblauch und Rosmarin. Übergießen Sie es mit einem trockenen Rotwein. Lassen Sie das Fleisch sechs Stunden bis zwei Tage ziehen. Je länger das Fleisch in der Marinade bleibt, desto herber wird der Geschmack. Lassen Sie das Fleisch gut abtropfen, entfernen Sie die Zwiebeln, und braten Sie es an. Geben Sie die ebenfalls gut abgetropften Zwiebeln dazu, und braten Sie diese, bis alle Flüssigkeit verdampft ist. Geben Sie ein wenig Marinade dazu, und lassen Sie sie einkochen. Wenn das Fleisch gar ist, geben Sie die restliche Marinade hinzu, und lassen Sie alles noch einige Minuten köcheln. Mit etwas Salz abschmecken – fertig. Wenn Ihnen der Geschmack zu herb ist, verfeinern Sie das Gericht mit etwas Crème fraîche, oder servieren Sie es mit Preiselbeermarmelade. Dazu passen Salzkartoffeln und ein knackiger Salat. Falls Sie Lammfleisch nicht mögen, nehmen Sie Rindfleisch. Rotwein verstärkt dessen Qi-steigernde Wirkung und passt besonders gut zu Gulasch und Fleischgerichten mit Rosenpaprika oder Chili.

Kochen mit Alkohol bewirkt, dass das Qi im Körper nach oben steigt. Diese Wirkung ist vor allem dann erwünscht, wenn der Mittlere Erwärmer, Milz und Magen, oder der Obere Erwärmer, Herz und Lunge, unter Qi- oder Yang-Mangel leiden, da in diesen Fällen das Qi nach unten sinkt. Ein Anzeichen hierfür ist Verdauungsschwäche mit weichem Stuhl. Im psychischen Bereich treten Stimmungen wie Niedergeschlagenheit, Traurigkeit, Frustration oder Resignation auf. Ist die Lunge geschwächt, hat der Mensch eine hängende Körperhaltung und fühlt sich schnell erschöpft durch Reden; seine Stimme ist schwach. Häufig besteht Anfälligkeit für Erkältungskrankheiten. In all diesen Fällen bewirkt das Kochen mit Alkohol, dass die Vitalität gesteigert wird, Blockaden gelöst werden und das Qi nach oben steigt.

Das Yinisieren

Beim Yinisieren geht es darum, die erwärmende Wirkung von Speisen zu reduzieren oder die abkühlende Wirkung zu verstärken. Nahrungsmittel, bei denen das Ausgleichen zur Anwendung kommen kann, sind insbesondere die warmen Fleischsorten wie Wild, das heiße Lamm- und Ziegenfleisch, scharf angebratenes Rindfleisch. Eine Verstärkung der abkühlenden Wirkung kann bei den kühlenden Gemüsesorten wie Chinakohl, Gurken, Spargel, Spinat und Zucchini erwünscht sein.

Folgende Methoden kommen zur Anwendung: *Blanchieren, kurze Kochzeit in wenig Wasser, Kochen mit kühlenden Zutaten wie Obst, Südfrüchten, Sprossen, Fruchtsäften und Champignons.*

Beim Blanchieren bewahren Gemüse und Obst ihren erfrischenden Charakter. Sie werden durch kurzes Erhitzen lediglich besser verdaulich. Dabei wird normalerweise reichlich Wasser verwendet, das man am Ende zusammen mit den darin gelösten Vitalstoffen wegschüttet.

Das kurze Kochen in wenig Wasser ist dagegen eine viel bessere Methode. Man schneidet die Gemüse sehr klein, und es braucht nur wenige Minuten, bis sie gar sind. Dadurch bewahren Sie ihr volles Aroma und fast alle Vitamine. Dieses Vorgehen ist besonders für die Morgenmahlzeit gut geeignet, wenn es darum geht, ein mildes, knackiges, bekömmliches Gemüsegericht mit etwas Fett zuzubereiten. Hierzu eignen sich Karotten, die mit anderen Gemüsen kombiniert werden können. Obst kann ebenso kurz gedünstet und mit Zimt, Koriander, Vanille und Nüssen verfeinert werden. Zum Schluss kann man etwas Butter, Öl oder Nussmus dazugeben, damit das Gericht länger vorhält.

Das Kochen mit kalten Früchten wie Kiwis verfeinert geschnetzelte Geflügelgerichte und wirkt ausgleichend, wenn erhitzende Gewürze wie Curry und Chili benutzt werden. Bei einer solchen Speise genügt es, wenn man die in Scheiben geschnittenen

Früchte am Ende des Kochvorganges über das Gericht verteilt und sofort serviert.

Ebenso verfährt man mit *Sprossen* von Kresse und Alfalfa. Sprossen, die aus Getreide und Hülsenfrüchten gezogen wurden, müssen kurz mitgekocht werden.

Getrocknete, stark abkühlende Meeresalgen sind die beste Quelle für den Mineralienaufbau. Sie sollten jedoch keinesfalls zur Anwendung kommen, wenn man unter einem Yang-Mangel der Milz oder der Niere leidet. Hijiki und Wakame werden bei Suppen und Eintöpfen längere Zeit mitgekocht. Bei Gerichten mit kurzer Kochzeit werden sie eine halbe Stunde in heißem Wasser eingeweicht und dann zugefügt. Kleine Mengen – ca. zwei Esslöffel Hijiki oder ein 20 cm großes Stück Wakame – zwei bis drei Mal pro Woche gegessen, genügen, um den Organismus mit einer großen Bandbreite an Mineralien zu versorgen und vor einem Yin-Mangel zu schützen. Insbesondere in den Wechseljahren, in denen das Yin der Frau naturgemäß weniger wird, wirken Algen den unangenehmen Yin-Mangelerscheinungen wie Hitzewallungen und Nachtschweiß entgegen. Zudem beugen sie – regelmäßig gegessen – nachhaltig der Entstehung von Osteoporose (Knochenentkalkung) vor. Es ist zwar noch nicht überallhin durchgedrungen, aber es wurde nachgewiesen, dass die weithin propagierte Prophylaxe von Osteoporose mit Milchprodukten ein riesiger Fehlschlag ist. Industrie-unabhängige Forschungsergebnisse in den USA kommen sogar zu dem Schluss, dass ein hoher Verzehr von Käse, Milch und Sauermilchprodukten die Entstehung von Osteoporose fördert. Nachdenklich stimmen müsste eigentlich auch die Tatsache, dass in China, wo überhaupt keine Milchprodukte gegessen werden, Osteoporose nach den Wechseljahren keine Rolle spielt.

Die Entmineralisierung des Körpers ist im wesentlichen der Schwäche des Verdauungstraktes und dem Verzehr von hochgradig verarbeiteten Nahrungsmitteln »zu verdanken«. Stress ist ebenfalls ein Mineralienräuber. Um all dem entgegenzuwirken, geht es bei Frauen und Männern ab dem 35. Lebensjahr mit zunehmendem Alter immer mehr darum, das Qi des Mittleren Erwärmers zu stärken und gleichzeitig durch ausreichend Schlaf und eine hochwertige säfteaufbauende Ernährung für die Mineralienzufuhr zu sorgen. Grüne Gemüse, Blattsalat, frische Kräuter und eben insbesondere Meeresalgen enthalten große Mengen an Kalzium und all jenen Mineralien, die Osteoporose, Nachtschweiß, Schlafstörungen und Nervosität verhindern helfen.

Wer nicht mit Algen kochen möchte, kann sich einen Algentee zubereiten: ein Esslöffel Hijiki oder 15 cm Wakame werden mit etwas heißem Wasser übergossen. Nun wartet man, bis die Algen durchgeweicht sind, und schüttet dann nochmals etwas heißes Wasser dazu. Man trinkt nun die heiße Flüssigkeit und isst die Algen. Bei den oben genannten Beschwerden trinkt man den Tee drei- bis viermal pro Woche am Nachmittag oder am Abend.

Fruchtsäfte wie roter Traubensaft, der blutaufbauend wirkt, eignen sich für Salatsoßen und süße Getreidespeisen. In Wasser gekochte Flocken, Gries oder Hirse können am Ende mit Fruchtsaft verfeinert werden, um die Yin-aufbauende Wirkung der Speise zu erhöhen. Wenn man die Säfte mitkocht, schmecken sie allerdings sehr säuerlich. Fruchtsäfte werden bekömmlicher, wenn man sie mit heißem Wasser vermischt. Im Café oder im Restaurant fällt mir immer wieder auf, dass sich Erwachsene ein heißes Getränk bestellen – Tee oder Kaffee – und Kinder eiskalten Fruchtsaft trinken, obwohl sie vielleicht auch viel lieber etwas Heißes trinken würden. Aber leider gibt es für sie kaum ein Angebot. In solchen Fällen oder auch zu Hause wäre es eine Möglichkeit, die ohnehin zu süßen Säfte mit heißem Wasser zu verdünnen. Roter Traubensaft und Apfelsaft eignen sich gut für den Yin-Aufbau. Für Kinder und Erwachsene wird der säuerliche Apfelsaft besser verdaulich, wenn man ihn auf diese Weise trinkt: Bereiten Sie einen Gewürztee, indem Sie eine Auswahl der Gewürze

Sternanis, Fenchel, Ingwer, Kardamom und Zimtstange 10–20 Minuten lang in Wasser köcheln. Geben Sie etwas Vollrohrzucker und nach Belieben Apfelsaft dazu. Kinder lieben diese Kombination, vor allem im Winter.

Champignons haben neben ihrer befeuchtenden und kühlenden Wirkung noch einen besonderen Vorzug. Sie machen Fleisch- und Eierspeisen besser verdaulich und wirken dadurch toxischen Ablagerungen entgegen. Da Champignons gezüchtet werden, sind sie nicht wie Waldpilze mit Schwermetallen und Radioaktivität belastet und können bedenkenlos verzehrt werden, wenn sie biologisch angebaut wurden. Für die Chinesen sind sie eine Langlebensmedizin aufgrund ihrer vielfältigen, harmonisierenden Wirkungen. Sie stärken den Verdauungstrakt, reduzieren innere Hitze, harmonisieren den Qi-Fluss und beruhigen den Geist. Genügend Gründe, sie öfter auf den Speiseplan zu setzen.

Wenn Sie sich dieses Kapitel mit den yinisierenden und yangisierenden Methoden öfter vornehmen, wird es Ihnen helfen, mit immer mehr Kreativität und Phantasie zu kochen. Um ein bestimmtes Ziel zu erreichen, beispielsweise um im Sommer einer Speise einen erfrischenden Effekt zu geben, müssen Sie eine andere Kochtechnik verwenden als Sie es vielleicht üblicherweise gewohnt sind. Betrachten Sie dies bitte nicht als Einengung, sondern als Anregung und Bereicherung. Sie werden viele angenehme Überraschungen erleben und mit Sicherheit viel Freude beim Kochen haben, wenn Sie die gewohnten Bahnen verlassen und den alten Küchendunst von frischem Wind wegwehen lassen. Außerdem können Sie die Gewissheit haben, dass Sie sich und jenen, die Sie mit Ihrer Kochkunst verwöhnen, etwas Gutes tun.

Die goldene Mitte

Die »goldene Mitte« ist der Inbegriff für die Ausgewogenheit von Yin und Yang, in Bezug auf den Kosmos, die Jahreszeiten, die Natur, Mann und Frau, die Gesundheit, sowie die Langlebigkeit aller Lebewesen. Wir haben keinen Einfluss auf die Jahreszeiten, auf das Wetter, wir wissen nicht ob unser Arbeitsplatz bis zur Rente gesichert ist oder ob unsere Liebesbeziehung ein Leben lang fortdauert. Der einzige Lebensbereich der uns tagtäglich mehrmals die Möglichkeit bietet für die Ausgewogenheit von Yin und Yang zu sorgen ist unsere Ernährung. Ansonsten sind es auch noch Eindrücke, die wir von außen aufnehmen und wie wir damit umgehen. »Verdammt nochmal, der hat mir den Parkplatz vor der Nase weggeschnappt«. »Wie nett, die junge Frau hat mir die Tür ins Kaufhaus aufgehalten«. Da wir das Hin und Her im Geist auch nicht ständig unter Kontrolle haben können, beschränken wir uns am besten erst mal auf das, was wir zum Glück jederzeit beeinflussen können.

Folgende allgemeine Regeln werden Ihnen dabei eine Orientierungshilfe sein:

- Verwenden Sie so oft wie möglich sanfte und neutrale Garmethoden. Dünsten Sie mit wenig Wasser bei schwacher Hitze anstelle von scharfem Anbraten in Fett, da letzteres die Verdauung belastet. Wenn Sie Gemüse kleinschneiden, es kurz dünsten und anschließend etwas wohlschmeckendes Öl wie Olivenöl, Sesamöl, Kürbiskernöl oder Walnussöl darübergeben, ist die Speise wesentlich besser verdaulich, als wenn Sie das Gemüse gleich zu Anfang in Öl anbraten.
- Reduzieren Sie in der heißen Jahreszeit die yangisierenden Kochmethoden. Verwenden Sie weniger scharf-heiße Gewürze und dafür mehr frische Kräuter. Genießen Sie den vollen Geschmack der im Freiland gewachsenen Gemüse und Salate.
- Für Vegetarier ist es nicht immer einfach, aber wichtig, in jeder

Jahreszeit genügend Qi und Yang durch die Nahrung aufzunehmen. Deshalb mein Rat: *Kochen Sie und sorgen Sie für Ausgewogenheit!* Wenn Sie bereits unter Kälte leiden, kann es nötig sein, dass Sie sich im Winter fast ausschließlich von gekochten nahrhaften Speisen, die eiweißhaltige Zutaten wie Hülsenfrüchte enthalten, ernähren müssen. Ansonsten ist es sicherlich günstig, wenn Sie die Speisen öfter im Ofen backen und regelmäßig warme und heiße Gewürze und Kräuter verwenden. Trinken Sie erwärmende Tees aus Gewürzen wie Zimt- oder Kümmeltee oder heißes Wasser. Kaltes Wasser, insbesondere salzhaltiges Mineralwasser, ist thermisch kalt. Eine Fertigsuppe oder eine Tasse Instant-Gemüsesuppe aus dem Naturkostladen oder Reformhaus ist genauso schnell zubereitet, aber erwärmender als ein Käsebrot.

- Menschen, die viel wärmendes Fleisch essen, sollten einen Ausgleich schaffen, indem sie reichlich erfrischende Gemüse, Blattsalate, Champignons, Obst und Getreide in ihre Mahlzeiten mit einbauen.

- Es gibt eine Kochmethode, die den gesamten Organismus harmonisiert. Besonders in Lebensgemeinschaften, bei denen normalerweise die Temperamente unterschiedlich sind, ist es wichtig, dass die Speisen ausgewogen sind. Ganz einfach! *Kombinieren Sie Nahrungsmittel und Zutaten mit unterschiedlicher Temperaturwirkung miteinander.* Wenn Sie warme Gewürze verwenden, geben Sie erfrischende Früchte oder Gemüse dazu. Wenn Sie einen Salat als Hauptgericht servieren wollen, ergänzen Sie ihn durch eine erwärmende Suppe als Vorspeise. Wenn Sie erwärmendes Fleisch braten, servieren Sie es mit saftigem Gemüse und einem kleinen Salat. Wichtig ist, dass das Gericht »in die Mitte« kommt, dass warm und erfrischend ausgeglichen sind. Es wäre falsch, jeden Tag eine große Menge scharfer Gewürze zu benutzen, auch als Vegetarier und bei Kälteempfindung. Einzelne Organe würden dadurch heiß werden und anfangen, andere Organe zu dominieren, was zu einem Ungleichgewicht führt. Verwenden Sie lieber jeden Tag kleine Mengen warmer Gewürze über einen langen Zeitraum hinweg. Auf diese Weise wird langsam Wärmeenergie aufgebaut, und der gesamte Organismus kann sich darauf einstellen. Neutrale Nahrungsmittel wie Vollkorngetreide und Gemüse können je nach Belieben die größte Menge einer Mahlzeit ausmachen, da sie den Körper ohnehin harmonisieren.

Wenn Sie sich eine Weile mit der energetischen Wirkung von Nahrungsmitteln beschäftigt haben, werden Sie vor allem eines merken: *Sie beginnen wieder, in sich hineinzufühlen und sich zu fragen, was Sie wirklich brauchen.* Keine Tabellen und keine Systeme können Ihnen so genau sagen, was Ihnen wirklich guttut, wie ihr eigener Körper. Wenn Sie im Winter frieren und sich zwingen, zum Frühstück kalten Orangensaft zwecks Vitamin-C-Zufuhr zu trinken, sind Sie selber schuld. Probieren Sie doch mal geröstete und anschließend gekochte Haferflocken mit gedünsteten Apfel, Zimt und Walnüssen und trinken Sie dazu einen Getreidekaffee mit Kardamom. Wetten, dass Sie am nächsten Morgen mehr Appetit auf ein heißes Haferflockenmüsli als auf einen kalten Orangensaft haben und dass Sie damit bestens vor einer Erkältung geschützt sind?

Um die Bedürfnisse des Körpers richtig zu interpretieren, braucht man zunächst Informationen. In dieser Phase ist etwas Kopfarbeit nötig. Dann braucht man Erfahrung, ein Aha-Erlebnis: nun rutscht das Wissen vom Kopf ins Herz. Wenn man dann die innere Stimme hört und weiß, was man braucht und worauf man gerade Appetit hat, ist das Wissen im Bauch angelangt und die Erfahrung in Fleisch und Blut übergegangen. Mein Kühlschrank ist immer gut gefüllt und ich koche stets auf Vorrat, damit ich, je nachdem ob ich zur Ruhe kommen, oder mich für einen langen Arbeitstag stärken möchte, die Wahl habe. Der Montag nach einem Seminar ist, falls möglich, mein Ruhetag. Dann esse ich am Vormittag ein gekochtes Ei oder ein Omelette für den Yang-Aufbau und danach getoastetes Brot mit Frischkäse und viel Honig für den Yin-Aufbau, was mich entspannt und müde macht, sodass ich danach wieder ein wenig schlafen und regenerieren kann. Wie Sie an dem Beispiel meiner Freundin aus Hamburg am Ende des Kapitels »Die erfolgreiche Auswahl der Nahrungsmittel« auf Seite 76 sehen konnten, werden auch Sie in der Lage sein, ganz natürlich und zwanglos Ihre Wahl zu treffen. Selbst auf Reisen und in Restaurants finden Sie immer besser schmackhafte und wohltuende Gerichte. Und scheuen Sie sich nicht nachzufragen, ob das Fleisch eventuell tiefgefroren ist, denn dann ist es weniger bekömmlich. Sagen Sie einfach, dass Sie allergisch gegen Tiefkühlkost sind und davon in Ohnmacht fallen. Dann wird man Ihnen mit Sicherheit die gewünschte Auskunft geben.

Die Prinzipien der Fünf Elemente

 Ein wichtiger Hinweis zu Anfang, den Sie auch in der Nahrungsmitteltabelle finden, bevor wir uns über eine lange Strecke mit den Fünf Elementen befassen! In diesem Buch, das erstmals 1992 erschienen ist und inzwischen mehrfach überarbeitet wurde, klassifiziere ich die Nahrungsmittel wie in der klassischen Chinesischen Medizin üblich, gemäß ihrer energetischen Wirkung auf die Organe. Eine andere vereinfachte Vorgehensweise ist, sich an der unmittelbaren Wahrnehmung des Geschmacks und der thermischen Wirkung zu orientieren. Diese habe ich in der Nahrungsmitteltabelle für zwei Bücher neueren Datums, mit dem Thema Übergewicht realisiert, und Sie können sie im Literaturverzeichnis vorfinden. Beide Tabellen sind gültig und dienen den Leserinnen und Lesern dazu Nahrungsmittel geschickt zu kombinieren, um ihre Ziele im Hinblick auf ihr Wohlbefinden und ihre Gesundheit zu erreichen.

Holz, Feuer, Erde, Metall und Wasser im Menschen

Um in jeder Situation die richtigen Nahrungsmittel auswählen zu können, müssen zwei weitere Themen behandelt werden. Das sind erstens die fünf Geschmacksrichtungen: Sauer, Bitter, Süß, Scharf und Salzig. Zweitens sind es die Ursachen für Funktionsstörungen der Organe: Emotionen, geistige Konzepte, falsche Ernährungsgewohnheiten, bioklimatische Einflüsse und andere äußere Faktoren.

Die Fünf Elemente, ein jahrtausendealtes chinesisches System, eignen sich hervorragend, um den Zusammenhang zwischen Ursache und Wirkung zu erklären. Alle geistigen, emotionalen,

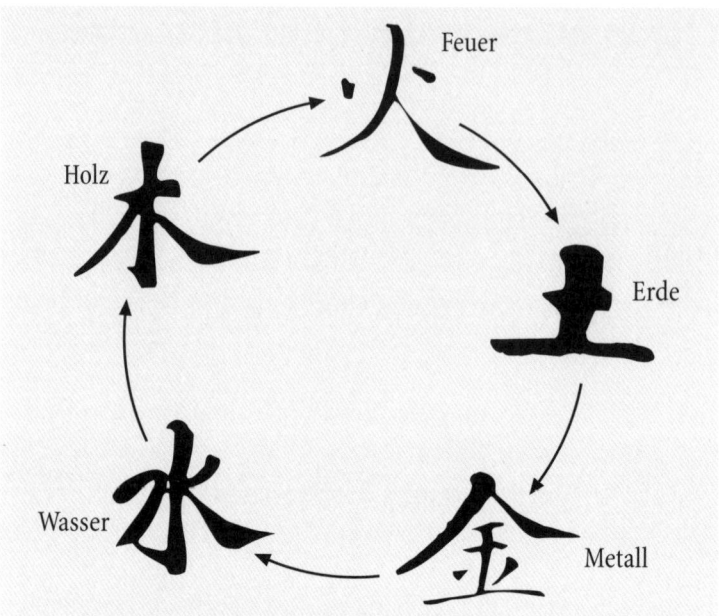

Der Fütterungszyklus der Elemente:
Holz nährt Feuer, die Wärme des Feuers erweckt die Erde zum Leben, aus der Erde wird Metall gewonnen, die Mineralien des Metalls machen das Wasser lebendig, Wasser nährt die Pflanzen (Holz)

energetischen und materiellen Phänomene des Universums können den Fünf Elementen zugeordnet werden. Ein Analogiesystem also, in dem alles Materielle, jedes Ding und alles Abstrakte gemäß seinem Charakter oder seinen Eigenschaften einen Platz findet. Der Sinn besteht darin, die in Zyklen ablaufende Wechselwirkung der Phänomene untereinander zu erkennen, zu verstehen und vorauszusehen. Die Elemente folgen und befruchten einander in einer bestimmten Reihenfolge, dem sogenannten Fütterungszyklus. *Jeder Prozess und jedes Menschenleben durchläuft unweigerlich die Stadien der Fünf Elemente in der Reihenfolge des*

Fütterungszyklus: Holz, Feuer, Erde, Metall, Wasser. Ob hierbei das Potential des jeweiligen Elementes voll ausgeschöpft oder negativ genutzt wird, liegt in der Hand eines jeden Menschen.

Der Mensch wird im *Holz-Element* geboren. Bei günstigen Lebensbedingungen wird in der frühen Kindheit die Basis für Neugier, Kreativität, Spontanität, Toleranz, Großzügigkeit und Offenheit gelegt. Negative Bedingungen können innere Anspannung, Verstocktheit, Intoleranz, Zorn, emotionale Steifheit gepaart mit körperlicher Anspannung, erzeugen. Alle hier beschriebenen Eigenschaften werden dem Holz-Element zugeordnet.

Kinder, die sich in der Holzphase entfalten durften und Neugierde, Begeisterung und Wissensdurst entwickeln konnten, haben gute Voraussetzungen, das Feuer-Element in ihrer Jugend voll auszuschöpfen. Intelligenz und Wissen, Intuition und geistige Klarheit schaffen hier die Basis für Lebensfreude und geistige Entwicklung. Desinteresse, mangelndes Verständnis für andere, materielle Verhaftung und die Unfähigkeit, ein geistiges Leben zu entfalten, sind die Folge, wenn das Feuer im Menschen nicht geschürt wird.

Vernunft, praktische Erfahrung, Konzentration auf das Wesentliche, Mitgefühl, zu sich selbst und anderen Menschen, eine gute Mutter sein, führen im mittleren Lebensalter zu innerer und äußerer Stabilität – der Frucht des Erd-Elementes. Wenn die Erdung fehlt, ist der Mensch unfähig, Ideen in die Realität umzusetzen, aus Erfahrungen zu lernen, eine Existenz zu schaffen und zu erhalten. Er bleibt unverbindlich und verantwortungslos in Beziehungen und fühlt sich nirgendwo richtig zugehörig.

Im Metall-Element schärfen Reife und Lebenserfahrung den Sinn für Gerechtigkeit und den Blick dafür, wie die Dinge sind. Materieller und psychologischer Überschuss, das Gefühl inneren Reichtums, ist dort vorhanden, wo ein Mensch mehr das Gefühl hat, etwas geben zu können, und sich dafür weniger bedürftig fühlt. Dieser positive Eindruck im Geist macht den Menschen selbstbewusst, und bei gesunder geistiger Entwicklung entsteht aktives Mitgefühl, das immer größer werdende Bedürfnis, etwas für andere zu tun. Ein weiser Mensch gibt, weil er weiß, dass Geben reich macht. Ein mitfühlender Mensch gibt, weil ihm Geben Freude macht. Das Metall-Element birgt die Fähigkeit, aus dem wachsenden inneren Überschuss heraus die wahre Natur des Geistes zu erkennen. Der Geist ist wie der Raum: er ist leer und gleichzeitig enthält er das gesamte Potential, aus dem heraus alles entsteht. Wenn wir uns diesem Verständnis nähern, entwickelt sich zunehmend Weisheit und aktives Mitgefühl.

Existenzangst, egoistisches Denken und Handeln charakterisieren einen Menschen, der kein Vertrauen in den Ursprung seiner Existenz entwickelt hat. Ungerechtigkeit, rücksichtsloses Verhalten und das Projizieren der eigenen negativen Eigenschaften auf andere resultieren aus der Unfähigkeit, den Raum als verbindendes Element zwischen sich und anderen zu erleben. Statt dessen wird der Raum als etwas Trennendes erfahren, und eine Mauer aus Stolz und Verachtung manifestiert die Abschirmung gegenüber anderen, um die eigene innere Schwäche zu tarnen.

Aus dem Vertrauen in das unbegrenzte Potential des Raumes und des eigenen Geistes entsteht das Verständnis, dass der Geist nicht zerstört werden kann, dass der Tod nicht das Ende bedeutet, sondern, wie schon Phytagoras sagte, nur ein Sprung in die Zukunft ist. Die Frucht dieser Erkenntnis ist Furchtlosigkeit, die höchste Eigenschaft des Wasser-Elementes. Im Alter befindet sich der Mensch im Wasser-Element. Hier ist es wichtig zu verstehen, dass der Mensch einerseits die Elemente nacheinander von Geburt an bis hin zum Tod durchläuft. Andererseits ist das Potential aller Elemente zu jeder Zeit im Menschen vorhanden und kann je nach äußeren Bedingungen und inneren Fähigkeiten entwickelt werden. Die Fünf Elemente überschreiten unseren engen Begriff von Zeit, der nicht erst von Albert Einstein in Frage gestellt wurde. Angst ist der psychologische Ausdruck eines geschwächten

Wasser-Elementes. Sie entsteht, wenn sich der Mensch in dem ihn umgebenden, unbegrenzten Raum nicht zu Hause, nicht sicher fühlt. Er entwickelt Blockaden und eine Abwehrhaltung gegenüber anderen, um sein Ego zu schützen, und verliert mehr und mehr den Kontakt zum eigenen Ursprung.

Aus der Beschäftigung mit den Fünf Elementen entsteht Weisheit und die Erkenntnis, dass alle Phänomene im Kosmos miteinander in Verbindung stehen, voneinander abhängen und aufeinander wirken, weil Materie nichts anderes, als verdichtetes Qi ist, das sich permanent bewegt und verwandelt. Die Bewegungen des Makrokosmos sind für den Menschen teilweise nachvollziehbar. Sie folgen bestimmten Gesetzmäßigkeiten, die mit Hilfe von Zyklen, wie dem Fütterungszyklus erklärt werden. Dieses Wissen macht viele Dinge vorhersehbar. Einfach ausgedrückt: Auf den Herbst folgt der Winter. Da wir diese Entwicklung vorhersehen, beschaffen wir uns rechtzeitig warme Kleidung. Die Chinesen haben bereits viele Jahrhunderte vor unserer Zeitrechnung Erfahrungen und Beobachtungen gesammelt, Gesetzmäßigkeiten erkannt und daraus das Fünf-Elemente-System und das Yin-Yang-Modell entwickelt.

Da wir Menschen im allgemeinen die Natur des Geistes, den Ursprung des Seins, nicht erkannt haben, sind wir mehr oder weniger auf Spekulationen angewiesen. Bis zum heutigen Tag haben Forscher und Erkenntnissuchende ihre Hypothesen aufgrund von Systemen entwickelt. Der chinesischen Medizin dienen sie, um die Ursachen von Funktionsstörungen der Organe zu verstehen, deren Verlauf vorherzusagen und dann mit den geeigneten Mitteln einzugreifen.

In der Ernährungslehre spielen dabei die fünf Geschmacksrichtungen Sauer, Bitter, Süß, Scharf und Salzig, die jeweils einem der Elemente zugeordnet sind, eine wichtige Rolle; ebenso die Zuordnung der Organe, die es ermöglicht, Aussagen über die Wirkung der Geschmacksrichtungen auf die Organe zu machen.

Auf körperlicher Ebene fließt das Qi in der Reihenfolge des

Element	Holz	Feuer	Erde	Metall	Wasser
Jahreszeit	Frühling	Sommer	Spätsommer	Herbst	Winter
Klima	Wind	Hitze	Feuchtigkeit	Trockenheit	Kälte
Farbe	grün	rot	gelb	weiß	schwarz
Yin-Organ	Leber	Herz	Milz	Lunge	Nieren
Yang-Organ	Gallenblase	Dünndarm	Magen	Dickdarm	Blase
Sinn	Sehen	Sprechen	Schmecken	Riechen	Hören
Geschmack	sauer	bitter	süß	scharf	salzig
Emotion und Geisteshaltung	Flexibilität Durchsetzung	Freude Offenheit	Stabilität Wahrhaftigkeit	scharfer Verstand Urvertrauen	Willenskraft Begeisterungsfähigkeit
Positiv	Planen	geistige Klarheit	Mitgefühl	Gerechtigkeit	Mut
Negativ	Innere Anspannung Gereizheit Zorn	Schlaflosigkeit Innere Unruhe Kontaktarmut Verwirrung	Kummer Sentimentalität Grübelei	Traurigkeit Existenzangst	Angst Mangel an Tatkraft Angebertum

Fütterungszyklus von Organ zu Organ, um deren Aktivität aufrechtzuerhalten. In der gleichen Weise verbreiten sich Organschwächen und positive Einflüsse entsprechend den Zyklen im Organismus. Hier spielt der *Kontrollzyklus*, bei dem ein Element immer das übernächste dominiert, eine bedeutende Rolle.

In den Kapiteln über Holz und Feuer sind dem Kontrollzyklus eigene Abschnitte mit ausführlicher Erklärung gewidmet. Beim Erd-, Metall- und Wasser-Element wird die Verbreitung von Organschwächen und Wirkung der Geschmacksrichtungen innerhalb des Kontrollzyklus nicht eigenständig behandelt, sondern fließen in den Text mit ein.

Holz-Element

Das Holz-Element ist der Anfang, Geburt und Kindheit; schnelles Wachstum, Entwicklung, Planung und Start eines Unternehmens. Es steht für das kleine Yang des Frühlings, das schnelle Aufwärtsstreben der Samen und Triebe, wenn die Kraft der Sonne wieder zunimmt. Zugeordnet werden die Organe Leber und Gallenblase, die Farbe Grün, der bioklimatische Faktor Wind, der saure Geschmack.

Die Organe Leber und Gallenblase

Die zugehörigen Organe sind Leber und Gallenblase. Das erstgenannte Organ eines Organpaares ist immer das sogenannte Speicher- oder Yin-Organ. Seine Aufgabe besteht darin, Säfte und Qi zu speichern und dem Körper zur Verfügung zu stellen. Bei einer Funktionsstörung spielen die Yin-Organe immer die bedeutendere Rolle. Daher kommen sie öfter zur Erwähnung.

Die Leber kontrolliert – so die chinesische Ausdrucksweise – die Augen, das Sehen, den Muskeltonus, der die Anspannung oder Schlaffheit der gesamten Muskulatur bewirkt, die Sehnen sowie die Finger- und Fußnägel. Sie ist zuständig für den geschmeidigen Fluss des Qi und dessen ausgewogene Verteilung im Körper. Die Leber ist maßgeblich für Blutmenge und Blutqualität verantwortlich.

Anhand der Kontrollfunktion des jeweiligen Organes lässt sich die organische Ursache ermitteln, wenn Symptome auftreten. Augenprobleme, wie sie zum Beispiel den Heuschnupfen begleiten, mit Augenjucken, -tränen und -entzündung, haben ihre Ursache in einer Störung des Funktionskreises Leber. Wohlgemerkt- aus chinesischer Sicht. Der Funktionskreis beinhaltet alle Funktionen des Organes Leber und des Lebermeridians. Wenn Sie unter Heuschnupfen leiden und Ihre Leberwerte von einem westlich orientierten Mediziner untersuchen lassen, sind diese natürlich hoffentlich in Ordnung. Die Augenbeschwerden sind jedoch für einen TCM-praktizierenden Arzt ein eindeutiges Zeichen, dass eine energetische Störung der Leber vorliegt und diese behandelt werden muss, wenn zum Beispiel der Heuschnupfen geheilt werden soll.

Bindehautentzündung gehört ebenfalls in diesen Bereich. Auch hier ist die westliche Diagnose für den TCM-Praktizierenden von sekundärer Bedeutung. Der TCM-Arzt oder -Heilpraktiker diagnostiziert eine Yang-Fülle der Leber als Ursache für die Entzündung und ergreift entsprechende Maßnahmen. Dann geht er einen Schritt weiter mit der Frage, wie es zu der Yang-Fülle in der Leber kam. Sind fortdauernde Überlastung, emotionaler Stress, Ärger Alkohol, scharfe Gewürze, Knoblauch oder alles zusammen an dem Prozess beteiligt? Wenn diese Frage geklärt werden kann, besteht die Möglichkeit von Seiten des Patienten, die eigentliche Ursache anzugehen. Eine Therapie, die abkühlend auf die Hitze wirkt, kann ihn nachhaltig darin unterstützen, beispielsweise seinen aufbrausenden Zorn zu mäßigen und ein anderes kreatives Mittel zu finden, um sein Kraftpotential zum Ausdruck zu bringen.

Muskuläre Verspannungen, Sprödigkeit der Nägel und alle

Blutmangelsymptome gehören ebenfalls zu den Auswirkungen einer Leberstörung.

Störungen im Qi-Fluss des Gallenblasenmeridians betreffen in erster Linie die Hüfte und den unteren Rücken- und Beckenbereich. Ischiasschmerzen, Hexenschuss und Hüftgelenksprobleme werden durch eine sogenannte Feuchte Hitze der Gallenblase ausgelöst, ebenso seitlicher Kopfschmerz und Migräne. Manuelle Meridianbehandlung durch Akupressur oder eine Akupunkturtherapie sind hier von großem Nutzen. Menschen, bei denen die Gallenblase eine Schwachstelle bildet, vertragen keine fetten Speisen und keinen Kaffee. Insbesondere kann die Kombination Süß-Fett (Sahnetorte, Krapfen) und Salzig-Fett (Pommes frites, Schweinefleisch) eine akute Blockade der Gallenblase auslösen.

Emotionen und geistige Entsprechungen

Im geistig-emotionalen Bereich drückt sich eine entspannte Leber durch Spontanität, Kreativität, organisatorisches Geschick, Toleranz und Großzügigkeit aus. Die Leber hasst Druck. Viele Neurosen werden gezüchtet, indem Menschen in der Holzphase, also als Babys und Kinder, unter Druck gesetzt werden, z.b. unter moralischen Druck oder unter Leistungsdruck in Zusammenhang mit einer überhöhten Erwartungshaltung der Eltern. Die Leber liebt Entspannung und Freiraum. Alles, was wächst, braucht Raum; nur so gelangt es zur Reife.

Ein Mensch mit angespannter Leber hat wenig Spielraum. Er reagiert mit Gereiztheit, Ärger oder Zorn auf alle, die ihm angeblich seinen Raum nehmen wollen oder ihm zu nahe treten. Indem er seinen Ärger aggressiv ausdrückt, versucht er, sich außen den Raum zu verschaffen, der ihm im Inneren fehlt. Er hat nicht genügend Abstand, um zu erkennen, dass die Ursache für seinen Zorn in ihm selbst liegt, in seiner Schwäche, sich den Raum zu erobern, den er braucht, zu dem auch die Sexualität gehört, um seine Lebensaufgaben kreativ zu erfüllen und daran zu wachsen. Aber genau darin liegt die Lösung. Sturheit, Starrheit, Engstirnigkeit, Intoleranz, Spielverderbertum und die mit diesen Haltungen verbundene körperliche Anspannung und Steifheit, lässt sich nur auflösen, indem wir mutig und zielbewusst für uns selbst eintreten. Dann lassen sich die Bedingungen und Räume schaffen, unter denen und in denen wir uns verwirklichen und glücklich sein können. *Dies ist die Fähigkeit, die das Holz-Element mit den Organen Leber und Gallenbase für uns bereithält.* Die Leber gibt uns die Phantasie und Inhalte für unsere Lebensvision, und die Gallenblase beschert uns die Entscheidungsfähigkeit, die Durchsetzungskraft und den Mut, um daraus Pläne zu machen, die wir im Erd-Element verwirklichen können. Den Raum dafür erhalten wir weniger, indem wir versuchen, ihn von anderen einzufordern, indem wir uns beklagen oder Druck ausüben. Wir erlangen ihn viel eher durch unseren Wunsch nach Entwicklung, indem wir zu unseren Träumen, Bedürfnissen und Qualitäten stehen und dafür sorgen, dass wir sie in Frieden zum Nutzen von uns selbst und anderen leben können.

Geistige Übungen wie Tai Qi und Meditation schaffen geistige Ruhe und inneren Raum, indem das zu Blockaden neigende Qi aktiviert und der Mensch durchlässiger wird. Aus dieser Beweglichkeit heraus ist es einfacher zu entscheiden, ob man sich mit dem Störgefühl Zorn identifizieren will oder ob man das Porzellan lieber heil lässt und statt dessen den Garten umgräbt. Zorn ist nichts anderes als »gefährliches« Qi das negative Eindrücke im eigenen Geist hinterlässt. Die taoistischen Meditationsübungen und viele buddhistische Meditationspraktiken zielen speziell darauf ab, den Menschen zu befähigen, Störgefühle umzuwandeln und für den Alltag nutzbar zu machen.

Unterdrückter Ärger, der sogenannte kalte Zorn, ist schwierig zu handhaben, da der Betroffene sich nicht als zornig erlebt und vermeidet, das Problem überhaupt wahrzunehmen. Während im anderen Fall – beim heißen Zorn – die energetische Basis eine Yang-Fülle ist, die die emotionalen Ausbrüche verursacht, geht der unterdrückte Zorn mit einer Leber-Qi-Stagnation einher. Durch Jammern, Anklagen, Kontrollieren und Manipulieren versucht ein Mensch, dessen Kreativität und Spontanität durch ein blockiertes Leber-Qi brachliegen seinen Frustrationsgefühlen Erleichterung zu verschaffen. Man will die Welt so drehen, wie man glaubt, dass sie sich drehen müsste. Doch dies ist ein sinnloser Versuch, der depressiven Stimmung zu entkommen. Ebenso unfruchtbar gestaltet sich der Griff zum Alkohol. Dieser löst aufgrund seines scharfen Geschmackes, zwar vorübergehend die Qi-Blockade im Lebermeridian und die depressiven Gefühle auf, doch lässt den Frust am Tag danach um so härter zuschlagen. Man kann leicht nachempfinden, dass Menschen sich mit diesen Störungen hilflos fühlen und dem Alkohol ohne therapeutische Hilfe – und selbst mit ihr – nur schwer entkommen können.

In beiden Fällen, beim heißen und beim kalten Zorn, können Tai Qi, Qi Gong, Dehnungsgymnastik, sportliche Betätigungen ohne Leistungsdruck, autogenes Training oder meditative Übungen entspannend wirken und helfen, mehr inneren Abstand zu der Intensität der negativen Gefühle zu erlangen.

Zorn verursacht eine Yang-Fülle der Leber und/oder der Gallenblase. Umgekehrt bringt eine durch falsche Ernährung oder Stress erzeugte Yang-Fülle der Leber oder der Gallenblase eine Neigung zu Ärger oder Zorn mit sich. In beiden Fällen besteht die Aufgabe der Ernährungstherapie darin, die Hitze der Leber bzw. der Gallenblase abzukühlen und die Säfte zu ergänzen. Im Zusammenhang mit den Geschmacksrichtungen wird darauf im Einzelnen eingegangen. Vorweg ein Hinweis, welche Nahrungsmittel bei einer Yang-Fülle oder bei einem Leber-Qi-Stau vermieden werden sollten: Knoblauch, alle scharf-heißen Gewürze, Kaffee, Alkohol, große Mengen Fleisch, Wurst und üppige Abendmahlzeiten. Ansonsten ist der Leber-Qi-Stau ein Problem, das in erster Linie durch Akupunktur, Kräutertherapie, Körperarbeit und Arbeit mit dem Geist angegangen werden kann.

Die Unfähigkeit, sich zu entscheiden, begleitet von innerer Anspannung, ist ein typischer Zustand, unter dem Menschen mit Blockaden im Gallenblasenmeridian leiden. Die Ursache ist allerdings auch hier die Leber-Qi-Stagnation, die auf den Bereich der Gallenblase übergreift. Solche Blockaden können chronisch sein oder aber auch akut auftreten aufgrund von übermäßigem Stress oder emotionalen Konflikten.

Gallenblasenbeschwerden werden durch Maishaartee gelindert. Regelmäßig getrunken wirkt er bei chronischem Gallenleiden entstauend auf den Fluss des Gallensekrets. Auf 1–2 Esslöffel gießt man 1 lLiter heißes Wasser und lässt den Tee ca. 10 Minuten ziehen.

Der bioklimatische Faktor Wind

Der bioklimatische Faktor des Holz-Elementes ist der Wind. Das heißt, von den äußeren, Krankheit auslösenden Einflüssen, ist der Wind der Faktor, der am ehesten den Funktionsbereich Leber-Gallenblase schädigt. Jeder hat schon einmal die Auswirkungen von Zugluft am eigenen Körper erfahren. Nackensteifigkeit, Kopfschmerzen oder ein steifer Hals sind die Folge, wenn man längere Zeit der Zugluft im offenen Wagen oder durch die Klimaanlage ausgesetzt ist. Windtore werden die Punkte auf dem Verlauf des Gallenblasenmeridians im Nacken genannt, durch die der Wind in den Meridian eintritt und den Qi-Fluss blockiert, was die Beschwerden in diesem Bereich auslöst. Als Vorbeugung trägt man deshalb ein Halstuch. Wind hat die besondere Fähigkeit, die Körperoberfläche zu öffnen, so dass andere schädigende Klimafaktoren eindringen können. Jeder weiß, dass man am schnellsten einen Sonnenbrand oder einen Hitzschlag bekommt, wenn am Strand der Wind weht. Ebenso erkältet man sich viel eher, wenn das Wetter nicht nur nasskalt, sondern auch stürmisch ist. Menschen mit einer angespannten Leber haben eine deutliche Abneigung gegen Wind, und sie sind zugempfindlich.

Der saure Geschmack

Alle Nahrungsmittel mit saurem Geschmack werden dem Holz-Element zugeordnet. Unreifes Obst ist meistens grün und hat einen intensiv sauren Geschmack. Reifes Obst, Salate, Gemüse und Sprossen von grüner Farbe werden entsprechend ihrem Geschmack dem jeweiligen Element zugeordnet. Ihre grüne Farbe ist jedoch ein Zeichen dafür, dass sie auch vom Holz-Element geprägt sind. Es gibt einige Nahrungsmittel, die einen milden Geschmack aufweisen und dennoch aufgrund ihres direkten Einflusses auf den Funktionskreis Leber-Gallenblase dem Holz-Element zugeordnet werden. Es sind Huhn, Ente, Dinkel, Grünkern und Weizen. Dazu ist zu bemerken, dass alle Fleisch- und Getreidesorten aufgrund ihres süßen bzw. milden Geschmackes und ihrer Qi-aufbauenden Wirkung in erster Linie dem süßen Erd-Element angehören. Einige Fleisch- und Getreidesorten haben jedoch zusätzlich eine spezielle Wirkung auf die Organe eines anderen Elementes. Um diese Feinheit deutlich zu machen, werden sie in den Nahrungsmittellisten in eben jenem Element aufgeführt, dessen Organe sie in zweiter Linie beeinflussen. Lassen Sie sich von diesen verschiedenen Zuordnungen der Nahrungsmittel bitte nicht irritieren. Denn aus der Sicht der altchinesischen Lehre besteht alles, was in unserem Kosmos existiert aus allen fünf Elementen. Je nachdem welcher Geschmack einer Zutat im Vordergrund steht, wird diese einem der fünf Elemente zugeordnet.

Orientieren Sie sich einfach an der Nahrungsmittelliste, am besten indem Sie einen Platz in Ihrer Küche finden, um sie aufzuhängen. Mit Hilfe der Liste werden Sie schnell den Dreh raushaben und feststellen wie köstlich Ihr Essen schmeckt, wenn Sie es mit Zutaten aus allen fünf Elementen zubereiten. Sie werden nach und nach immer kreativer werden und staunen wie viel Abwechslung Ihnen die Fünf-Elemente-Küche zu bieten hat.

Fast alle sauren Nahrungsmittel sind erfrischend, was für die Holzorgane ausgesprochen günstig ist. Denn sie leiden gerne unter Säftemangel und Hitze.

Erinnern Sie sich: Bei emotionaler Unausgeglichenheit und insbesondere bei Ärger und Zorn werden Leber und Gallenblase mehr als alle anderen Organe in ihrer Funktion gestört und erhitzt. Umgekehrt reagiert ein Mensch, dessen Holzorgane mittels erhitzender oder austrocknender Nahrungsmittel unter Yang-Fülle oder Blutmangel leiden, eventuell mit Zorn, Ärger und emotionalen Schwankungen. Und gerade da sind die sauer-erfrischenden Nahrungsmittel die richtige Medizin. Sauer macht lustig, weil es Leber und Gallenblase abkühlt. Allerdings nur die erfrischenden Nahrungsmittel. Essig ist ebenfalls sauer, aber nicht abkühlend. Trotzdem entspannt er die Leber. Entscheidend ist jedoch seine Qualität. Der Wert eines guten, nicht pasteurisierten Essigs liegt in seinem hohen Gehalt an Enzymen, die die Verdauung aktivieren. Bewusst oder unbewusst wird er aus diesem Grund traditioneller Weise bei manchen Gerichten, wie beispielsweise bei Linsen, am Ende des Kochvorganges zugegeben. Er darf allerdings nicht mehr kochen, sonst wird die Aktivität der Enzyme zerstört. Indem auf diese Art die Verdauungsaktivität erleichtert wird, kommt es indirekt zu einer Entspannung der Leber, die gerade dann zu Blockaden neigt, wenn die Verdauung überlastet ist.

Von nun an sind also zwei Faktoren im Spiel: Erstens die Geschmacksrichtung, die aussagt, auf welches Organ das Nahrungsmittel in erster Linie wirkt, und zweitens die thermische Wirkung, die besagt, wie es wirkt. Zur Erinnerung noch einmal in Kürze die bereits erläuterte thermische Wirkung: *Kaltes reduziert eine Yang-Fülle, Erfrischendes baut Blut und Säfte auf, Neutrales baut in erster Linie Qi auf, Warmes erhöht das Yang, und Heißes vertreibt Kälte.*

Die essentielle Wirkung der sauer-erfrischenden Nahrungsmittel besteht darin, die Säfte des Körpers zu bewahren und die Substanz zu festigen. Die beiden Yin-Faktoren, Blut und Säfte, werden geschädigt und reduziert, wenn das Yang, die Hitze in den Organen, überhandnimmt.

Ist man Aktivitäten oder Situationen ausgesetzt, in denen es zu übermäßigem Schwitzen kommt – im Sommer oder beim Sport – so sorgen sauer-erfrischende Früchtetees wie Hibiskus, Hagebutte und Malve dafür, dass die Körpersäfte nicht zu stark reduziert werden. Muss man sich überwiegend in trockenen oder heißen Arbeitsräumen aufhalten, im Büro, einer Schreinerei oder Wäscherei, dann gleichen sauer-erfrischendes Obst, Kompott und Früchtetee die Trockenheit aus; ebenso bei Ärger und Stress. Essen Sie saftig-saure Früchte, oder trinken Sie ein helles, kühlendes Weizenbier, wie es der Bayer tut, wenn er seinem Grant entgehen will! Sie kommen schneller zur Ruhe, und die Organe können sich wieder ausgleichen. Vor allem abends, wenn man nicht schlafen kann, beruhigt Weizentee das Herz. Die Leber ist dem Herzen im Elementezyklus vorgelagert. Sie hat die Aufgabe, das Herz mit Säften zu versorgen. Bei Leberhitze oder Yin-Mangel kann diese Aufgabe nicht ausreichend erfüllt werden, und es kann zu innerer Unruhe kommen. Kochen Sie eine Handvoll Weizen 45 Minuten in einem halben Liter Wasser, und trinken Sie den Sud. Dieser Tee harmonisiert die Leber und führt dem Herzen Säfte zu. Der Topf, in dem der Tee bereitet wird, sollte innen emailliert oder aus Ton oder Glas sein. Metall beeinträchtigt die therapeutische Wirkung des Weizens.

Alle Vollkorngetreide haben grundsätzlich eine neutrale energetische Wirkung, aufgrund derer sie den Organismus harmonisieren und Qi aufbauen. Einige Getreide haben eine leichte Tendenz in Richtung Erfrischend oder Warm. Um diese Tendenz deutlich zu machen, werden sie in den Nahrungsmittellisten in der entsprechenden Kategorie – Erfrischend oder Warm – aufgeführt.

Gerste ist leicht erfrischend, Weizen wirkt kühlend. Weizen eignet sich besonders, um im Bereich Leber und Herz Säfte aufzubauen. Bei einer kalten Konstitution ist der leicht warme Grünkern bestens geeignet, erwärmende Energie zuzuführen.

Wenn man besonders die Holzorgane stärken möchte, ist es sinnvoll, Dinkel, Weizen oder Grünkern mit anderen Holznahrungsmitteln wie Huhn, grünen Gemüsen und Tomaten zu kombinieren. Die meisten Gemüse haben einen milden Geschmack und werden dem Erd-Element zugeordnet. Die Farbe Grün repräsentiert das Holz-Element. Grüne Gemüse sind somit eine Mischung zwischen Holz- und Erd-Element. Sprossen gehören zu dem Element, dessen Geschmack sie aufweisen. Kresse ist beispielsweise scharf und hat somit einen Metallanteil. Aufgrund ihres schnellen Wachstums, was wiederum typisch für das Holz-Element ist, tragen Sprossen auch einen großen Teil Holzenergie in sich. Sie wirken erfrischend auf Leber und Gallenblase.

Vergessen Sie jedoch bitte nicht, dass aus chinesischer Sicht alles Lebendige, der Mensch, das Tier und die Pflanzen, aus allen fünf Elementen bestehen, von dem das eine oder das andere mehr oder weniger überwiegt. Wenn ich heute Radieschen oder schwarzen Rettich kaufe, deren Schärfe (Metall-Element) ein hervorragendes Mittel gegen innere Anspannung ist, bin ich jedes Mal enttäuscht, weil sie oft gar nicht mehr scharf sind. Dieser Mangel an Aroma gilt heutzutage auch für Salatsorten, Gemüse, Obst und frischen Kräuter. Darum rate ich Ihnen, sich bei der Auswahl der Zutaten, vor allem anhand des tatsächlich vorhandenen Geschmacks zu richten und gute Anbieter auf Wochenmärkten zu finden, deren Pflanzenkost noch so schmeckt wie sie schmecken soll.

Der Kontrollzyklus

Eine Gesetzmäßigkeit der Fünf Elemente besagt, dass ein Element immer das übernächste kontrolliert. Das kontrollierende Element hat die Aufgabe, dafür zu sorgen, dass es in dem zu kontrollierenden Organ nicht zu einem Überschuss innerhalb der Yin- oder Yang-Wurzel kommt. Wie macht es das? Indem es entweder sein Yang, seine Wärme, dafür verwendet, einen Yin-Überschuss zu reduzieren, oder aber es nutzt sein Yin, um einen Yang-Überschuss zu mindern. Man kann sich leicht vorstellen, dass zum einen das Organ diese Funktionen nur erfüllen kann, wenn es

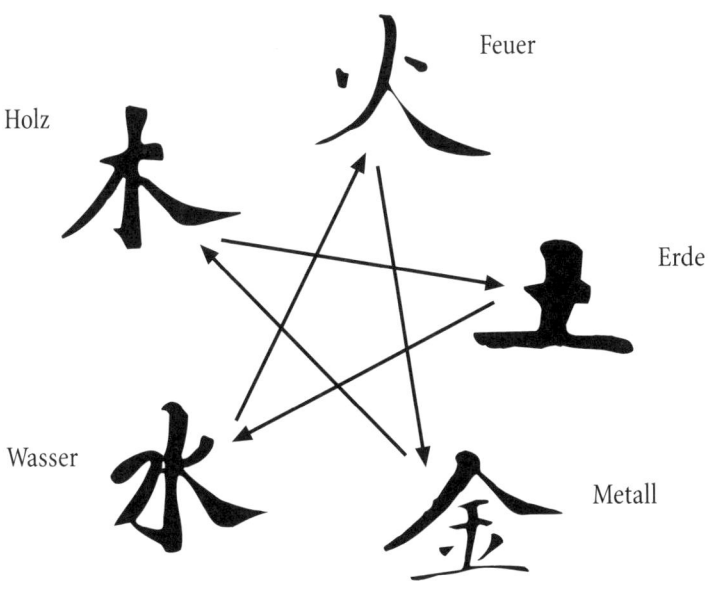

Der Kontrollzyklus der Elemente:
Holz durchdringt Erde, Feuer schützt Metall, Erde hemmt Wasser, Metall schneidet Holz, Wasser löscht Feuer

selbst genug Yin bzw. Yang hat. Und zum anderen, dass sich sein Yin oder Yang mit der Zeit erschöpft, wenn dieses immer wieder dafür verbraucht wird, das übernächste Organ zu harmonisieren. Dazu ein Beispiel: Das Yang des Herzens hat die Aufgabe, das Yin der Lunge bei einem Überschuss über den Kontrollzyklus abzusenken. Eine Lungen-Yin-Fülle liegt vor, wenn sich Schleim in der Lunge befindet, wie bei einem Schnupfen. Der Überschuss des Lungen-Yin entsteht häufig durch ein Übermaß an Süßigkeiten und/oder Milchprodukten, die aufgrund ihrer befeuchtenden Wirkung zuerst das Milz-Yin steigern. Die Milz steht im Fütterungszyklus vor der Lunge und gibt »gezwungenermaßen« ihren Yin-Überschuss an die Lunge weiter, weil ihr Yang nicht ausreicht, um die Feuchtigkeit zu transformieren. Die Folge ist Feuchtigkeit in der Lunge, mit einer Neigung zu Erkältungskrankheiten mit viel Schleim. Wenn die Zufuhr von befeuchtenden Nahrungsmitteln eine Gewohnheit ist, wie dies bei der »normalen« Kinderernährung der Fall ist, kommt es auf Dauer zu einer Minderung des Herz-Yang. Denn das Herz muss zum einen Yang an die Milz abgeben, um dort das Yang zu erhöhen (Fütterungszyklus). Zum anderen verbraucht es sein Yang, um die Yin-Fülle in der Lunge abzusenken (Kontrollzyklus).

Eine Minderung des Herz-Yang bei gleichzeitiger Yin-Fülle in Milz und Lunge bedeutet, dass Verdauung, geistige Vitalität und Konzentration geschwächt sind und dass der Mensch anfällig ist für Erkältungskrankheiten oder für chronischen Schnupfen. Versuchen Sie einmal, einen Kindergarten zu finden, in dem nicht wenigstens eine Handvoll Kinder unter diesem Syndrom leidet! Südfrüchte, Bananen, Rohkost, Quark, Joghurt, Käse und Süßmittel wie weißer Zucker sind die Ursache. Und ist es nicht eine Tatsache, dass all diese Nahrungsmittel – außer Zucker – als gesund angesehen werden? Die Therapie sieht kurz folgendermaßen aus: gekochtes Getreide wie Hirse, Polenta oder Haferflocken mit Kompott und Zimt zum Frühstück, Fleischbrühe mit Gemüse oder andere erwärmende, gekochte Mahlzeiten zum Mittag und Abend. Nach ca. 14 Tagen reduziert sich der Hunger auf Süßes, und der chronische Schnupfen verschwindet. Das Kind wird aufnahmefähiger, konzentrierter, vitaler und lustiger. Statt vor der Glotze zu sitzen, will es plötzlich lieber raus ins Freie zum Spielen. Probieren Sie es aus, vielleicht dauert es ja auch etwas länger als 14 Tage, aber es lohnt sich allemal.

Der Kontrollzyklus beschreibt eine von mehreren Gesetzmäßigkeiten, nach der sich eine Funktionsstörung im Körper von Organ zu Organ überträgt. In der Therapie ist es wichtig, diesen Prozess zu stoppen, denn je länger er fortdauert, desto mehr Organe werden davon betroffen und um so schwieriger ist die Behandlung. Die Ausgewogenheit der Ernährung ist hier der beste Schutz: Die Kombination mehrerer Geschmacksrichtungen und die Anpassung der thermischen Wirkung an die Jahreszeiten gleichen den Organismus aus, bevor sich Erkrankungen in der oben beschriebenen Form ausgebreitet haben. In der Praxis ist das Gegenteil leider allzu häufig. Herzkrankheiten kombinieren sich mit Nierenleiden und Gallenprobleme mit Magenbeschwerden usw., ohne dass die Zusammenhänge erkannt werden.

Die Wirkung der Geschmacksrichtungen im Kontrollzyklus

In der gleichen Weise, wie sich die Organe untereinander kontrollieren, beeinflusst der Geschmack der Nahrungsmittel das Yin oder Yang der Organe. Ein ausgewogenes Angebot der fünf Geschmacksrichtungen hält Yin und Yang im Gleichgewicht. Ein Überangebot eines bestimmten Geschmackes führt über kurz oder lang zu einem Ungleichgewicht. Eine Ausnahme bildet der süße Geschmack, weil er von Natur aus harmonisierend wirkt. Mild-süße Nahrungsmittel wie Getreide, Gemüse, Hülsenfrüchte, Ei und Fleisch bestimmen den größten Teil unseres Speiseplans.

Holz durchdringt Erde

Sauer ist der Geschmack des Holz-Elementes, und Erde ist das übernächste Element. In Bezug auf den Geschmack bedeutet das, dass ein Übermaß von sauer-kalten Nahrungsmitteln über den Fütterungszyklus das Yin des Herzens erhöht und über den Kontrollzyklus das Yang in den Erdorganen Milz und Magen absenkt. Joghurt und Südfrüchte – beide sauer-kalt, die typische Schlankheitsdiät – haben genau diese Wirkung. Die Erdorgane werden abgekühlt, es wird nicht mehr genügend nachgeburtliches Qi erzeugt, so dass es auf Dauer zu einem generalisierten Qi-Mangel kommt und über den Kontrollzyklus zu einer Nieren-Yang-Schwäche kommen kann. Dass ein Qi-schwacher Körper keine Hitze aufbringen kann, um Fett zu verbrennen, und somit die Gewichtsreduktion gleich Null ist, versteht sich dann von selbst. Nach jahrzehntelanger Erfahrung mit Kalorienzählen und anderen dubiosen Abspeckmethoden gibt es inzwischen genügend Messwerte, die die Richtigkeit des oben geschilderten Mechanismus belegen: dass nämlich eine Gewichtsabnahme durch Minderung der Kalorienzufuhr immer nur kurzfristig ist. Bei jungen Menschen funktioniert sie logischerweise besser, weil ihr vorgeburtliches Qi noch stark genug ist, den Mangel durch Hungern und kalte Nahrungsmittel auszugleichen. Ebenso ist es bei Männern, die von Natur aus mehr Yang haben. Das wirkliche Problem beginnt bei vielen Frauen ab dem 30. Lebensjahr und verstärkt ab 35. Denn nun ist das vorgeburtliche Qi schon nicht mehr ganz so stark, wie in sehr jungen Jahren. Die Diät hat keinen Erfolg mehr, und dafür entstehen chronische Mangelerkrankungen. Osteoporose (Knochenentkalkung) bildet sich nachgewiesenermaßen am häufigsten bei Frauen, die ihre Kalorienzufuhr über Jahre hinweg immer wieder gedrosselt haben.

Metall schneidet Holz

Hier einige Beispiele dafür, wie der Kontrollzyklus auf die unterschiedlichsten Analogien zu den Elementen angewendet werden kann. Die Schere (Metall) schneidet Papier (Holz), und die Axt fällt den Baum. Einem Freund (Holz), schenkt man kein Messer (Metall), ohne einen Verkauf zu symbolisieren, indem man einen Pfennig dafür verlangt; und bei der Nachbarin leiht man keine Nadeln, weil das die Freundschaft zerstört. Freundschaften zu pflegen, ist eine Eigenschaft, die dem Holz-Element zugeordnet ist. Ein alter deutscher Aberglaube besagt, dass man unter Freunden keine metallenen Gegenstände, die eine Verletzung hervorrufen können, verschenkt oder verleiht. Interessanterweise findet man im europäischen Kulturraum immer wieder solche Parallelen zu dem Analogiesystem der Fünf Elemente.

Der scharfe Geschmack (Metall), der die Holzorgane kontrolliert, wird oft übermäßig verwendet, wobei die negativen Auswirkungen übersehen werden, da das Verständnis für den Zusammenhang fehlt. Scharf-kalte und scharf-erfrischende Nahrungsmittel wie Reis, Rettich und Radieschen erfrischen und entspannen die Leber, sie verhindern eine Yang-Fülle. Ein Übermaß an scharf-warmen und -heißen Nahrungsmitteln jedoch, wie scharfe Gewürze, Knoblauch und hochprozentiger Alkohol führen zu einer Yang-Fülle der Holzorgane, die durch emotionalen Stress, Zeitdruck oder Stress im Beruf noch gefördert wird. Es können folgende Zustände auftreten: Anfälligkeit für Zorn und Ärger, Reizbarkeit, Anspannung der Nacken- und Schultermuskulatur, Augenbrennen, Gallenkolik, Bluthochdruck und sogar Hirnschlag. Die Aufzählung dieser teils ernsthaften Erkrankungen soll darauf aufmerksam machen, dass ein Übermaß an scharf-warmen Speisen langfristig äußerst negative Folgen haben kann. Außerdem soll er Menschen, die an diesen Problemen leiden, dazu motivieren, auf scharfe Gewürze, scharfen Alkohol und Knoblauch zu verzichten.

Knoblauch ist ein viel beschriebenes Allheilmittel. Das ist übertrieben. Bei Arteriosklerose und Kälteerkrankungen ist Knoblauch nützlich. Bei Menschen mit einer heißen Grundkonstitution oder bereits geschädigten Holzorganen ist er ausgesprochen schädlich, besonders im Rohzustand. Viele Menschen glauben, ohne Knoblauch nicht kochen zu können. Lassen Sie sich von dieser Idee nicht einengen. Wenn Sie das eine aufgeben, wird Ihnen erst auffallen, auf welche geschmackliche Vielfalt Sie bis dahin verzichtet haben. Wenn Sie dann gelegentlich Knoblauch verwenden, ist er ein wirklicher Genuss.

Feuer-Element

Das Feuer-Element ist das große Yang des Sommers. Feuercharakter hat die Jugend, die nach Erkenntnissen sucht, sich Wissen aneignet und alles erforscht. Feuer steht für geistige Entwicklung, Inspiration, Intuition, Neugierde, Interesse und Lernen. Aus chinesischer Sicht ist die Erde Yin und der Himmel Yang. Der Mensch steht dazwischen. Durch den Geist verbindet er unten und oben in sich zu einer sinnvollen Einheit: unten mit beiden Beinen fest in der Erde verwurzelt und oben fähig, nach den Sternen zu greifen, verwirklicht der Mensch sein Leben.

Zugeordnet werden die Organe Herz und Dünndarm, die Farbe Rot, der bioklimatische Faktor Hitze, der bittere Geschmack.

Die Organe Herz und Dünndarm

Die zugehörigen Organe sind Herz, Dünndarm und die Funktionskreise Drei Erwärmer und Kreislauf, wobei die beiden letztgenannten hier für das Verständnis der Ernährungslehre unwesentlich sind.

Das Herz kontrolliert die Blutgefäße, die persönliche Ausstrahlung, die sich im Gesicht und in den Augen widerspiegelt, die

Fähigkeit sich darzustellen, die Zunge, die Ausdrucksfähigkeit und das Sprechen. Das Herz wird als »Kaiser der Organe« bezeichnet. Alle Störungen und positiven Einflüsse, die sich in einem anderen Organ abspielen, werden vom Herzen registriert und über die Zunge sichtbar gemacht. Das ist der Grund, warum die Zungendiagnostik eine so wichtige Rolle in der TCM spielt. Vor allem bei der Früherkennung von Herzerkrankungen ist sie von essentieller Bedeutung. Die Ausstrahlung des Gesichtes und der Augen spiegelt den Zustand des Herzens. Sie wurden sicher schon einmal gefragt, ob Sie verliebt seien, wenn Sie besonders gut aussahen. Oder umgekehrt: Sie waren verliebt und haben Komplimente wegen Ihres guten Aussehens bekommen.

Sich sprachlich gut ausdrücken, andere faszinieren und zum Zuhören bewegen zu können, liegt ebenfalls in der Kraft des Herzens. Um das Gesagte zu verstärken oder seine Liebe und Aufrichtigkeit zu beteuern, legt man die Hand aufs Herz.

Wenn das Herz-Yang geschwächt ist, redet der Mensch sehr langsam, oder er mag sich gar nicht mitteilen. Besteht eine Herzhitze oder ein Säftemangel, redet der Mensch sehr schnell, sehr viel und manchmal verwirrt. Störungen der Herzenergie wirken sich auf den Schlaf aus. Ein- und Schlafstörungen sind Zeichen für einen Yin-Mangel oder eine Hitze des Herzens, womit natürlich nicht das Organ in unserem Brustkorb gemeint ist, sondern die hier beschriebenen Funktionen aus chinesischer Sicht.

Der Dünndarm, als Partnerorgan des Herzens, nimmt bei der Entstehung von Funktionsstörungen durch Ernährungsfehler eine untergeordnete Position ein, weil diese Symptomatik in engem Zusammenhang mit der Pathologie des gesamten Verdauungstraktes steht und in der diätetischen Praxis gemeinsam mit den Störungen der Milz behandelt wird. Dem Dünndarm kommt jedoch aus der Sicht der TCM eine spezielle Funktion zu, die für immer wiederkehrende *Blasenbeschwerden ohne bakteriellen*

Befund eine Erklärung sein kann: Zeitdruck ist ein Stressfaktor, der Hitze im Herzen erzeugt. Um das Herz zu schützen, gehört es zu den Aufgaben des Dünndarms, diese Hitze über die Blase vom Herzen abzuleiten. Dieser Prozess verursacht Brennen und Schmerzen beim Wasserlassen, ähnlich einer Blasenentzündung, was jedoch nicht zutrifft, da bei einer Untersuchung kein bakterieller Befall nachgewiesen werden kann. Dennoch werden aufgrund von Nachlässigkeit allzu häufig Antibiotika verordnet, die den Organismus schwächen und innere Kälte erzeugen.

Diättherapeutisch geht es hier darum, das Herz durch erfrischende Pflanzenkost zu kühlen und den Kaffeekonsum einzustellen, indem man die Menge nach und nach reduziert, denn ein abrupter Verzicht kann zu Kopfschmerzen führen. Langfristig wäre es in Bezug auf Schlafstörungen erforderlich, die intellektuelle Überforderung und den Zeitdruck zu reduzieren und vor allem weniger Zeit vor einem Bildschirm ganz gleich vor welchem Gerät zu verbringen.

Emotionen und geistige Entsprechungen

Das Herz ist der Sitz des Geistes. Lebensfreude, tiefe Zuneigung, geistige Wachheit, Weisheit, Sprachbegabung und Kommunikationsfähigkeit sind seine wichtigsten Eigenschaften, die durch Entwicklung und geistige Erkenntnis mehr und mehr hervortreten und unser Handeln bestimmen können. Wenn man erkennt, dass alle Menschen das gleiche wollen, nämlich Glück erleben und Leid vermeiden; und dass die Menschen sich gut benehmen, wenn es ihnen gut geht, und schlecht, wenn es ihnen schlecht geht, dann ist man nicht mehr weit davon entfernt, Verständnis und aktives Mitgefühl für andere zu entwickeln. Offenheit, Kommunikationsbereitschaft und echtes Interesse am Anderen schaffen Freude im eigenen Geist und das Gefühl von innerem Reichtum, den man gerne mit anderen teilen möchte. Wer auf diese Weise seinem Leben einen tiefen, nutzbringenden Sinn verleiht, stärkt automatisch sein Herz.

Freude und Lachen gehören zum Feuer-Element. Die höchste Form der Freude entsteht unabhängig von äußeren Bedingungen, denn sie kann weder durch Regenwetter noch durch andere ungünstige Umstände erschüttert werden. Die Heiterkeit des Herzens und das innere Lächeln in allen Lebenslagen bewahren zu können, das sind Ergebnisse sowohl der taoistischen als auch der buddhistischen spirituellen Praxis.

Eine einfache Übung dazu besteht darin, dass man sein Augenmerk auf die Dinge und Wesenszüge eines Menschen richtet, die einem sympathisch sind, und weniger auf das, was einem missfällt. Auf diese Weise wird man viel Schönes in der Welt entdecken und helfen können, eben dies zu verstärken. Ab und an muss man vielleicht mit einem Menschen zu tun haben, an dem man überhaupt nichts Erfreuliches sehen kann. Lassen Sie sich davon ja nicht beirren: Irgend etwas werden Sie schon finden. Und wenn er eines Tages eine schöne Krawatte trägt oder sie ein hübsches T-Shirt anhat und Sie es dann über sich bringen, ihm oder ihr dafür ein Kompliment zu machen, kann sich das Blatt wenden. Sie erkennen plötzlich freundliche Züge, wo Sie bisher nur der Abwehr begegnet sind. So einfach, wirksam und frisch ist buddhistische Praxis im Alltag, weil tatsächlich jeder Mensch Liebe und Weisheit in sich trägt und dankbar ist, wenn Sie ihm helfen, dies zu entdecken.

Wer jedoch kritiksüchtig nach Fehlern sucht, wird immer und überall Schwächen und Schwachstellen finden und wenig Liebenswertes entdecken. Indem man seinen Fokus umpolt, wird man mit der Zeit erleben, dass die Dinge nicht vom Betrachter getrennt existieren; dass die Weise, wie wir in die Welt hinausschauen, das bestimmt, was wir »wahrnehmen«. Eine schwierige Situation kann immer auch als Herausforderung erlebt werden, die uns stark macht und Entwicklungsmöglichkeiten beschert.

Und strahlende, spontane, beglückende und berührende Erlebnisse zeigen uns das Potential unseres Geistes. *Beide spirituellen Wege, der Taoismus und der tibetische Buddhismus, wurden und werden in China praktiziert.* Die Medizinphilosophie und das Gesundheitsbewusstsein der Chinesen wird jedoch vorrangig vom taoistischen Gedankengut getragen, weil die chinesische Medizin bereits auf einige Jahrtausende Entwicklung zurückblicken konnte, als in den ersten Jahrhunderten unserer Zeitrechnung der tibetische Buddhismus in China Fuß fasste. Die taoistische spirituelle Praxis enthält viele Elemente mit dem Ziel, die Gesundheit zu stärken, das Leben zu verlängern und die Lebensqualität zu steigern. Die bis heute lebendig gebliebene Überlieferung taoistischer Gesundheitsübungen, zu denen Tai Qi und Qi Gong gehören, sind von unvergleichlicher Wirkung, wenn sie in der rechten Weise angeleitet und vermittelt werden.

Im Vergleich dazu zielt der buddhistische Weg in jeder Hinsicht direkt auf den Geist und arbeitet mit Mitteln, die darauf ausgerichtet sind, über den Tod hinaus wirksam zu bleiben. Die Frucht der buddhistischen Praxis ist jedoch maßgeblich von der ungebrochenen Kraft der Übertragungslinie der tibetischen Lehrer abhängig, die die spirituellen Mittel weitergeben, wodurch dem Lehrer-Schüler-Verhältnis im Diamantweg-Buddhismus eine äußerst wichtige Bedeutung zukommt. Wenn dem Taoismus zugestanden werden muss, dass seine Praktiken neben der spirituellen Entwicklung Herausragendes in Bezug auf die Gesundheit und Langlebigkeit leisten, dann wird man selbst heute noch in China keine Schwierigkeiten haben, taoistische Adepten zu finden, die dem Buddhismus bescheinigen, dass er Herausragendes in Bezug auf die direkte Arbeit mit dem Geist leistet.

Geistige Erkenntnis, aber auch Wissensdurst, Offenheit gegenüber Neuem und Freude am Lernen sind der beste Garant für ein langes Leben in jugendlicher Frische, mit anderen Worten: für ein gesundes Herz. Es gibt viele alte Menschen, deren geistiges

Interesse und deren Offenheit gegenüber Neuem nicht nachgelassen haben und die ihren Lebensabend in Aktivität und Freude genießen. Und noch eins braucht das Herz: dass wir uns Zeit lassen. Sich Zeit nehmen, um Zeit zu haben, um nachzusinnen, um nachzudenken – ob man das, was man tut, auch wirklich tun möchte. Sich Zeit nehmen, um nach innen zu schauen, um zu genießen, um Muße zu haben, das Kleine zu sehen, weil das Kleine ebenso wichtig ist wie das Große, und das Verborgene so wichtig wie das Offensichtliche: dafür sollte man sich Zeit nehmen.

Zeit ist dem Feuer-Element zugeordnet. Das Herz leidet am meisten unter Zeitdruck. Neben intellektueller Überanstrengung und anderen geistigen Strapazen führt diese Art von Stress am häufigsten zu Herzhitze oder Säftemangel. Außerdem kann sich ein bereits bestehender Leberblutmangel in Kombination mit geistigen Strapazen langfristig zu einem Blutmangel des Herzens entwickeln. Die Auswirkungen sind Nervosität, Schreckhaftigkeit, Schlafstörungen und womöglich Dünndarmgeschwüre. Umgekehrt schwächt Schlafmangel die Säfte des Herzens.

Das Gefühl, nicht verstanden zu werden, geht meistens mit der Unfähigkeit einher, sich verständlich zu machen. Diese und andere Ausdrucksschwierigkeiten wie Stottern sind Störungen im Herz-Dünndarm-Bereich, so auch Verwirrungszustände und Geisteskrankheiten.

Der bioklimatische Faktor Hitze

Hitze ist der bioklimatische Faktor, der das Herz am stärksten attackiert. Bei starker Sonne ist es wichtig, den Kopf zu schützen, denn die Hitze dringt hier am schnellsten in den Körper ein. Einen Sonnenbrand sollte man nach Möglichkeit verhindern; schon allein wegen möglicher Hautschädigung und Krebsgefahr. Die Hitze wirkt jedoch nicht nur an der Oberfläche, sie dringt tief in den Körper ein und kann dort Störungen verursachen, die oft erst nach Monaten Symptome und Krankheit produzieren. Es können plötzlich hohes Fieber, ein grippeähnlicher Zustand oder Hauterkrankungen auftreten. Wenn dann lediglich die Symptome behandelt werden und die Hitze im Körper nicht ausgeleitet wird, kann es zu chronischen Erkrankungen kommen.

Der bittere Geschmack

Nahrungsmittel mit bitterem Geschmack gehören zum Feuer-Element, etwa Buchweizen, Roggen, Lamm, Ziege und deren Produkte. Rote Nahrungsmittel wie Süßkirschen, rote Trauben und roter Paprika haben ihren Geschmack vom Erd-Element; aufgrund ihrer Farbe haben sie aber auch einen energetischen Einfluss auf die Organe des Feuer-Elementes.

Der bittere Geschmack leitet das Qi nach unten. Bittere Kräuter, die beispielsweise in Gallentees enthalten sind, sind thermisch kühlend und fördern den nach unten gerichteten Transport des Magen- und Darminhaltes. Insbesondere wird eine Gallenblase, die zu Hitze und Stagnation neigt, durch die Bewegung nach unten entspannt und der Gallenfluss angeregt. Günstig ist diese Wirkung auch für die Fettverdauung, die bei Gallenleiden erschwert ist. Die Bewegung nach unten zu unterstützen, ist bei allen Verdauungsproblemen wichtig. Aperitifs haben oftmals einen bitteren Geschmack, um die Verdauungsaktivität einzuleiten, ebenso wie viele Küchenkräuter. Bitterliköre und Kaffee werden nach dem Essen getrunken, um die Verdauung, vor allem nach fetten Speisen, zu mobilisieren.

Bei anstrengender geistiger Arbeit unter Zeitdruck, helfen bitter-kalte Salate wie Radicchio, Endivien und Chicorée und andere kalte und erfrischende Feuer- und Holznahrungsmittel wie Kirschsaft und roter Traubensaft, um die Hitze im Herzen zu kühlen und Säfte aufzubauen.

Bitter-warme Getränke und Kräuter wie Kaffee, Kakao, Rotwein, Rosmarin, Thymian und Oregano wirken austrocknend.

Bei feuchtem Wetter sind sie jedoch genau richtig, um den Körper vor Feuchtigkeit zu bewahren. Im Fütterungszyklus folgt auf das Feuer-Element das Erd-Element mit den Organen Milz und Magen. Die Milz leidet am meisten unter Feuchtigkeit. In der richtigen Menge stärkt der bitter-warme Geschmack das Qi der Milz und verhindert eine Feuchtigkeitsansammlung. Im Übermaß führt Bitter-Warm, z. B. Kaffee und Rotwein, zu einem Säftemangel und einer Hitze des Herzens. In der Folge unterstützt es die gleichen Zustände im Magen, auf deren Basis sich Magengeschwüre bilden können. Generell sollte der bitterwarme Geschmack und geröstete Genussmittel wie Kaffee bei allen Substanzmangelerkrankungen wie Haarausfall und Osteoporose (Knochenentkalkung), ebenso bei Blutmangel und bei Durchblutungsstörungen gemieden werden, da er die Substanz weiter erschöpft und die Gefäße verhärtet.

Kaffee ist eine Droge, die in kleinen Mengen heilend und in großen Mengen zerstörend wirkt. Die Ursache für ein starkes Bedürfnis nach Kaffee liegt bei den meisten Menschen an einem Qi-Mangel der Milz und einem Yang-Mangel der Nieren. Kaffee erwärmt diese Organe, wodurch Müdigkeit, Konzentrationsmangel und innere Kälte kurzfristig überbrückt werden. Gewiss wird hierbei nicht der zugrundeliegende Qi- und Yang-Mangel, beseitigt. Es ist lediglich eine Symptombehandlung, die die eigentliche Ursache verschleiert.

Der Kontrollzyklus

Feuer kontrolliert Metall. Dem Metall-Element sind die Organe Lunge und Dickdarm zugeordnet. Im Kontrollzyklus bewirkt ein Übermaß an austrocknenden Genussmitteln wie Kaffee und Zigaretten einen Yin-Mangel der Lunge und des Dickdarms. Die Lunge ist verantwortlich für die Hautfunktionen. Ein Yin-Mangel der Lunge trocknet die Haut aus und lässt sie frühzeitig altern.

Wer immer sich die Geschmeidigkeit, das jugendliche Aussehen seiner Haut und die Gesundheit seiner Lunge bewahren möchte, sollte Kaffee und Zigaretten auf ein Minimum reduzieren. Viele Menschen machen die Erfahrung, dass Kaffee die Verdauung anregt. Das liegt wiederum an der abführenden Wirkung des bitteren Geschmackes. Langfristig jedoch trocknet viel Kaffee den Dickdarm aus, und es kann zu Verstopfung kommen.

Schwarzer Tee und grüner Tee wirken beide austrocknend, insbesondere auf das Yin des Herzens. Diesem Effekt verdanken wir die anregende Wirkung dieser Tees, da automatisch das Yang des Herzens hervortritt, wenn das Yin reduziert wird, wodurch wir uns geistig angeregt fühlen.

Grüner Tee ist kälter als schwarzer Tee. Die Tatsache, dass die Chinesen nahezu ununterbrochen grünen Tee trinken und vertragen, liegt daran, dass sie sich fast ausschließlich von gekochten, aromatischen Speisen ernähren, die sie bei jeder Mahlzeit ihrer Konstitution entsprechend auswählen, so dass die abkühlende Wirkung des Tees, die insbesondere das Nieren-Yang kühlt, ausgeglichen wird. Wer ohnehin häufig friert, sollte sich von grünem Tee fernhalten. Die Art und Weise, wie wir grünen Tee trinken, fördert noch dazu die austrocknende Wirkung. In China gibt man einen knappen Teelöffel Tee in die Tasse und übergießt stundenlang immer wieder den gleichen Tee mit heißem Wasser. Dadurch, dass er immer dünner wird, werden die Säfte ergänzt, die durch die ersten starken Aufgüsse ausgetrocknet wurden.

Grüner Tee ist ein bewährtes Mittel bei Feuchter Hitze: Feuchtigkeit, die im Inneren stagniert und Hitze erzeugt. Menschen, die zu Wasseransammlungen neigen und gleichzeitig Hitzesymptome haben (Yang-Fülle), finden hier ein ausgezeichnetes Mittel, um Schlacken und Feuchtigkeit aus dem Körper auszuleiten. Übergewicht, das von großem Hunger begleitet wird, und eine dunkelgelbe Färbung des Urins zeigen eine Feuchte Hitze an.

Die austrocknende Wirkung von schwarzem Tee kann bei vernünftiger Dosierung – ein bis zwei Tassen am Tag – der Milz zugute kommen, wenn eine Feuchtigkeit vorliegt. Bei Augenflimmern, Lichtempfindlichkeit der Augen und Neigung zu Muskelkrämpfen sollte man dagegen schwarzen Tee meiden, weil er den hier vorliegenden Blutmangel nur weiter verstärkt.

Erd-Element

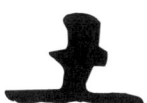 Erde ist Mitte, das nährende, ausgleichende Element, das sich durch das ganze Jahr hindurchzieht und die Jahreszeiten harmonisch ineinander überleitet. Betrachtet man die Fünf Elemente im Fütterungszyklus, so ist der Spätsommer – die Erntezeit – der Erde zugeordnet.

Erde steht für das mittlere Lebensalter. Reife, Stabilität und der Wunsch nach der eigenen Verwirklichung führen zur Gründung einer beruflichen Existenz und Familie. Damit sich ein Kind entwickeln und entfalten kann, braucht es einen sicheren, geborgenen Platz. Das Schaffen und Bewahren eines Heims gehört zu den grundlegenden Instinkten einer Mutter. Ist das vielleicht der Grund dafür, dass Frauen häufig bedachter mit Geld umgehen und mehr nach Sicherheit streben als Männer?

Zugeordnet werden die Organe Milz und Magen, die Farbe Gelb, der bioklimatische Faktor Feuchtigkeit und der süße Geschmack, der auf alle Nahrungsmittel zutrifft, die weder sauer, bitter, scharf noch salzig sind, womit im wesentlichen kohlenhydratreiche, eiweißreiche und fettreiche Nahrungsmittel, aber auch Süßigkeiten gemeint sind.

Das Organ Milz

Die Milz hat die wichtige Aufgabe, aus der Nahrung das nötige Qi zu gewinnen, das den Körper und alle Organfunktionen am Laufen hält. Ebenso wichtig ist die Aufgabe der Lunge, die ich in diesem Zusammenhang erwähnen möchte, da sie das Atem-Qi gewinnt. Denn essen und atmen heißt überleben. Der ebenfalls der Erde zugehörige Magen ist die »Quelle der Körpersäfte«. Er ist aber auch verantwortlich für die grobe Aufspaltung der Nahrung, die nur mit ausreichend Flüssigkeit vonstatten gehen kann. Die Milz ist zuständig für die den Aufbau der Muskulatur und Gewebe. Die Leber kontrolliert den Tonus der Muskeln, d.h. ihre Spannung; die Milz ernährt sie und bestimmt somit ihre Kraft. Wenn man leicht blaue Flecken bekommt oder unter Cellulitis leidet, liegt dies an einem Qi-Mangel der Milz. Des weiteren treten Müdigkeit und Konzentrationsschwäche auf, wenn eine schwache Milz nicht genügend Qi gewinnt.

Heißhunger auf Süßes stellt sich ein, wenn die unter süß klassifizierten nährenden Zutaten wie etwa Getreide, Fleisch und Butter nicht ausreichend zugeführt werden. Der Körper ist auf diese Weise in der Lage, seinen Mangel kundzutun und nach mildsüßen gehaltvollen Nahrungsmitteln zu verlangen. Ob wir dieses Bedürfnis richtig interpretieren und befriedigen, ist eine andere Frage.

Weitere Anzeichen des Milz-Qi-Mangels sind kalte Hände und eine blasse Gesichtsfarbe, weil der Qi-Mangel den Blutfluss verlangsamt und so die Peripherie nicht mehr ausreichend ernährt wird. Aufgrund der sogenannten Feuchtigkeit, die immer auf einem Milz-Qi- oder Yang-Mangel basiert kommt es zu Fettpolstern an Po, Hüfte und Oberschenkeln und allgemein zu Übergewicht, weil der Stoffwechsel verlangsamt ist, wenn die Milz geschwächt ist und sich Wasser ansammelt.

Breiiger Stuhl, teils mit unverdauten Nahrungsresten, ist ein Zeichen dafür, dass die Nahrung nicht gut genug ausgewertet und der Körper nicht ausreichend mit Nährstoffen und Qi versorgt wird. Die Verdauungsfunktion ist geschwächt, daher machen sich Appetitlosigkeit, Blähungen und Völlegefühl bemerkbar. Schweißausbrüche tagsüber, ohne dass man sich angestrengt hat, treten auf, wenn sich der Qi-Mangel ausweitet und der Obere Erwärmer, die Lunge, geschwächt ist. Sie vernachlässigt ihre Kontrolle über die Haut, es fehlt die Kraft, um die Poren geschlossen zu halten und es kommt zum Schweißausbruch. Wenn der Abkühlungsprozess weiter fortschreitet, wird aus dem Milz-Qi-Mangel ein *Milz-Yang-Mangel*, ein Kältezustand. Der Stuhl wird flüssig, die Häufigkeit der Ausscheidung erhöht sich, und die allgemeine Erschöpfung nimmt zu, da inzwischen auch andere Organe von dem Qi-Mangel betroffen sind.

Die Folge eines chronischen Qi-Mangels der Milz kann ein *Blutmangel* mit Nachtblindheit, Lichtempfindlichkeit, eingeschlafenen Gliedmaßen und emotionaler Verletzlichkeit sein, von dem im wesentlichen Frauen betroffen sind. Eventuell zeigen sich Augenflimmern und Schlafstörungen. Im weiteren Verlauf kommt es in Fällen, in denen viel Rohkost, kalte Früchte und weißer Zucker gegessen werden, zu einer Yang-Schwäche des Unteren Erwärmers, zu einem *Nieren-Yang-Mangel*. Zu den kalten Händen gesellen sich kalte Füße, Knie, Hüfte und Po. Nach längerem Liegen, frühmorgens, entstehen Rückenschmerzen, die sich durch Bewegung bessern. Nächtliches Wasserlassen tritt auf, die Libido lässt nach und der allgemeine Zustand ist eine Erschöpfung.

Einseitige Diäten und falsche Ernährungsgewohnheiten

Ursachen für den Milz-Qi-Mangel sind denaturierte, abkühlende, zu sehr befeuchtende und schwer bekömmliche Lebensmittel. Weiterhin schlechte Essgewohnheiten, einleuchtend erscheinende einseitige Ernährungssysteme, Schlankheitsdiäten und Hungern zwecks schlanker Linie. Dazu nicht selten, die gut gemeinten Ratschläge von Therapeuten und Beratern, beruhend auf ernährungswissenschaftlichen Erkenntnissen, die weder Hand noch Fuß haben.

Viele Menschen sind heutzutage ernsthaft bemüht, sich gesund zu ernähren. Es liegt an den verwirrenden, halbwahren und oft aufgebauschten Informationen, dass viele ernährungsbewusste Menschen in eine völlig falsche Richtung gehen. Die Begründungen, auf denen moderne Ernährungssysteme ihre Empfehlungen aufbauen, sind einseitig, weil sie die energetische Wirkung der Nahrung, die thermische Wirkung und die Bekömmlichkeit, außer acht lassen. Der blinde Glaube an die Wissenschaft und die Gutgläubigkeit derer, die Hilfe benötigen, führen dazu, dass Menschen – selbst wenn sie merken, dass ihnen eine Ernährungsweise nicht gut tut – damit fortfahren, weil vielleicht der Initiator der neuen Gesundheitsdiät schon im vorhinein darauf hingewiesen hat, dass eine Umstellung Unpässlichkeiten mit sich bringt. Wie lange diese Unpässlichkeiten dauern und ob sie nicht viel eher auf die Unbekömmlichkeit der neuen Kost zurückzuführen sind und die somit den Organismus schwächt, ist für die Betroffenen schwer zu beurteilen.

Das Hauptproblem bei fast allen modernen Ernährungssystemen und Diäten liegt darin, dass der Energieaspekt, die thermische Wirkung der Nahrung, vernachlässigt wird. Alle auf westlicher Ernährungsphysiologie beruhenden Methoden empfehlen zuviel kalte Rohkost, zuviel Milchprodukte und zu viele Südfrüchte, wodurch der Yang-Schwäche und der Feuchtigkeit Vorschub geleistet werden. Der Mittlere Erwärmer, die Milz, wird geschwächt und die Qi-Gewinnung beeinträchtigt.

Krank durch »gesunde Ernährung«

Folgende von vielen verschiedenen Ernährungsrichtungen empfohlene Nahrungsmittel und Gewohnheiten führen auf Dauer oder im Übermaß bei vielen Menschen zu einem Qi-Mangel der Milz

- Käse, Milch, Joghurt, andere Sauermilchprodukte
- rohe Gemüse; rohe Getreide wie Frischkornbrei, Flocken oder das sogenannte Müsli
- große Mengen Obst und Südfrüchte wie Bananen, Orangen und Kiwis; Fruchtsäfte
- große Mengen an Wasser, obwohl man keinen Durst hat

- Fasten; kein Frühstück
- zum Frühstück: Käse- oder Marmeladenbrote; Getreideflocken mit Milchprodukten; rohes Obst
- Die dümmste Empfehlung – entschuldigen Sie bitte diesen Ausdruck – lautet, dass man morgens am besten nur Obst essen soll. Wie bereits erwähnt, gibt es einen winzigen Prozentsatz von Menschen, die dies vertragen. Die allermeisten jedoch, die diesen Unsinn, der in einem millionenfach verkauften Buch propagiert wurde, mitgemacht haben und immer noch mitmachen, schädigen auf Dauer ihr Milz-Qi und Nieren-Yang, ihre Vitalität, ihre Leistungskraft, ihre Lebensfreude, ihre Lebensqualität im allgemeinen und im besonderen im Hinblick auf das Alter und ebenso ihre sexuelle Lust. Die Schwäche in Milz und Nieren leistet Allergien bei Kindern Vorschub, wenn die Mütter vor oder während der Schwangerschaft diese Diät gepflegt oder anderweitig ihre Milz geschwächt haben. Darmpilz wird gefördert, und die Abwehr wird geschwächt. Dumm ist diese Empfehlung deshalb, weil sie auf der Argumentation beruht, dass die Verdauungskraft am Morgen so schwach sei, dass Obst am bekömmlichsten sei. Inzwischen werden Sie leicht selbst beurteilen können, wie widersprüchlich diese Argumentation in sich ist, da sie auf falschen Annahmen beruht: denn Obst ist nicht per se gut bekömmlich, und die Verdauungskraft ist im Gegenteil morgens am stärksten. Gemäß der chinesischen Organuhr, die das zyklische Zunehmen und Abnehmen des Qi in den einzelnen Organen im Verlauf von 24 Stunden beschreibt, erreicht das Qi in den Funktionskreisen Milz und Magen, also im Verdauungstrakt, zwischen sieben und elf Uhr morgens seinen Höchststand. Eben diese Zeit ist die beste, um all das Qi aus der Nahrung aufzunehmen, das man für einen aktiven Tag braucht, indem man ein bekömmliches, warmes Frühstück genießt, das aus pikant oder mildsüß zubereitetem, gekochtem Getreide, Gries, Flocken oder Suppe besteht.

Krank durch Ernährungsfehler und Industrie-Nahrung

Nahrungsmittel, die aufgrund eines unbewussten Umgangs mit der Ernährung und durch Zufuhr größerer Mengen einen Qi-Mangel der Milz begünstigen können, sind folgende:

- Fabrikzucker und alle Produkte, in denen er enthalten ist: Süßigkeiten, minderwertige Schokolade, Backwaren, Ketchup, Softdrinks, Cola, Kaba usw.
- phosphatreiche Nahrungsmittel: Limo, Cola, Säfte, Schmelzkäse, Wurst, Geräuchertes
- Qi-lose, industriell verarbeitete Nahrung: Konserven, Fertiggerichte, Fertigprodukte wie Soßen, Suppen und Gewürzmischungen, Backmischungen, minderwertiges Brot und Brötchen, Light-Produkte, Auszugsmehl, Nudeln, Tiefkühlkost aus dem Supermarkt
- zuhause eingefrorene Nahrung und Tiefkühlkost: Fleisch, Gemüse, Brot, Butter usw.
- in der Mikrowelle zubereitete oder erhitzte Nahrung und Getränke
- Butter aus dem Supermarkt (die meisten Hersteller frieren die Milch ein und erhitzen sie mikrowellentechnisch)
- minderwertiges Öl und Fett
- eisgekühlte Getränke
- Käsebrote
- der Verzicht auf gekochte Mahlzeiten im allgemeinen

Feuchtigkeit erstickt das Qi der Milz (Yin-Fülle)

Ein Milz-Qi-Mangel geht immer mit einer schlechten Verteilung der Körperflüssigkeiten und mit der Entstehung von Feuchtigkeit einher, wenn zu viele Milchprodukte (außer Butter) und Süßigkeiten gegessen werden. Butter aus dem Naturkostfachhandel baut Qi auf, wirkt nicht schleimbildend und ist somit ein hochwertiges Nahrungsmittel, im Gegensatz zu Margarine. Milchprodukte, Schokolade, selbst Honig und alle natürlichen Süßmittel befeuchten den Körper. Es gibt dabei Unterschiede in der Konsistenz der Feuchtigkeit. Mit der Zeit verdickt sich die Feuchtigkeit zu Schleim. Insbesondere minderwertige Schokolade bildet einen toxischen, »heißen«, zähen Schleim, weil der Kakaoanteil thermisch warm ist und die Feuchtigkeit aus den Milch- und Zuckeranteilen eintrocknet. Dies behindert den Qi-Fluss und führt zu Schlackenbildung. Milchprodukte bilden Feuchtigkeit, die die Milzfunktionen sozusagen erstickt. Der Qi-Fluss wird davon ebenfalls blockiert, und es kommt zu Wasseransammlungen in Zellen und Geweben. Dies ist immer eine Ursache für Übergewicht und häufig für chronischen Schnupfen, Erkältungskrankheiten – vor allem bei Kleinkindern –, Bronchitis, Stirn- und Nebenhöhlenerkrankungen und allergische Reaktionen. Die Flüssigkeit in den Geweben führt zu Cellulitis an Oberschenkeln und am Po, zu Wasseransammlungen – vor allem morgens – und geschwollenen Gliedmaßen. Die hier beschriebene *Yin-Fülle der Milz (Feuchtigkeit)* geht des weiteren mit folgenden Symptomen einher: Schweregefühl in Armen und Beinen, geistige Dumpfheit, kein Durstempfinden, Niedergeschlagenheit, Blähungen, breiiger Stuhl. Wenn die Feuchtigkeit das Nieren-Yang reduziert, kommt es zu Erschöpfung und Wasseransammlungen in den unteren Extremitäten bis hoch zur Hüfte und zu allen weiteren Anzeichen eines Yang-Mangels. Feuchtigkeit, die sich mit Hitze kombiniert, kann die Galle betreffen und zu Koliken und Steinen führen. Insgesamt kann man sagen, dass jedwede Nahrung, die nicht bekömmlich ist, Feuchtigkeit, und auf die Dauer Schleim erzeugt.

Der Magen ist das stärkste Organ des Menschen

Der Magen hält sehr viel aus, und es kann lange dauern, bis sich Beschwerden bemerkbar machen. Zusammen mit dem Dickdarm bildet er einen inneren Schutzschild gegen Krankheit. Der äußere Schutz ist die von der Lunge kontrollierte Abwehrenergie, das Wei-Qi, das den Körper wie eine unsichtbare Hülle ummantelt. Hat dieser Schutz versagt, entsteht eine oberflächliche Erkrankung, z. B. eine Erkältung. Wird diese gar nicht oder falsch behandelt, beispielsweise durch Fieberunterdrückung, dann besteht die Möglichkeit, dass der Infekt ins Innere eindringt. Dort kann sich eine ursprünglich banale Erkältung zu einer Erkrankung ausweiten. Diesen Prozess versucht die innere Abwehr von Magen und Dickdarm zu verhindern.

Die Chinesen sagen: »Solange die Erdorgane gesund sind, kann jede Krankheit geheilt werden.« Denn zusammen mit der Milz ist der Magen die Quelle des nachgeburtlichen Qi. Die Erdorgane sind das Zentrum und die nachgeburtliche Basis des Lebens und der Abwehr.

Abkühlende Speisen und kalte Getränke – besonders unter Verwendung von Eiswürfeln – schwächen das Magen-Qi. Das gleiche gilt für unregelmäßiges und hastiges Essen, ernste Gespräche beim Essen – man denke dabei an die sogenannten Geschäftsessen –, eisgekühlte Getränke während des Essens, zu heißes Essen und Stress. Ein junger, robuster Mensch wird bei all diesen Dingen zunächst keinen großen Schaden nehmen, aber *es sind die kleinen schlechten Gewohnheiten, die am Ende große Probleme produzieren können.*

Eine Magen-Qi-Schwäche wird meistens über lange Zeit nicht wahrgenommen, da zu Anfang nur minimale Einschränkungen auftreten: Es können nur kleine Mengen auf einmal gegessen werden; bei größeren Mengen kommt es schnell zu Völlegefühl oder leichter Übelkeit. Manchmal besteht eine Abneigung gegen kalte Getränke und Speisen. Wächst sich die Qi-Schwäche zu Magenkälte (Yang-Mangel) aus, machen sich folgende Symptome bemerkbar: Magenschmerzen, Aufstoßen oder Erbrechen von klarer Magenflüssigkeit und eine deutliche Abneigung gegen kalte Getränke.

Ursachen für *Magenhitze* sind erhitzende Speisen und Getränke, vor allem scharfe Gewürze, scharf angebratenes Fleisch, Kaffee, Rotwein, zuviel Alkohol, hochprozentiger Alkohol, Essen vor dem Schlafengehen, zuviel Fleisch am Abend, zu große Mengen bei den einzelnen Mahlzeiten, fortwährendes Essen. Des weiteren: emotionaler oder beruflicher Stress und Überanstrengung, da diese Faktoren das Leber-Qi blockieren und dieses wiederum das Absteigen des Magen-Qi, was zu Nahrungsstagnation, zu Gärung und Fäulnis im Magen führt. Mundgeruch, insbesondere am Morgen, ist hierfür ein deutliches Zeichen.

Ein heißer Magen wird durch starken Appetit und Heißhungeranfälle angezeigt. Magenhitze ist eine der Ursachen für Übergewicht. In diesem Fall nimmt der Mensch zu, weil er oft großen Hunger hat und Unmengen essen kann. Je nach Konstitution gibt es aber auch Menschen mit einer Magenhitze, die alles essen können und überhaupt nicht zunehmen. Außerdem kann es zu schmerzhaftem Zahnfleischbluten, Mundgeruch, saurem Aufstoßen, brennenden Magenschmerzen, Verstopfung und großem Durst mit Vorliebe für kalte Getränke kommen.

Ein Säftemangel des Magens ist die Folge einer Hitzeerkrankung oder eines generellen Yin-Mangels. Folgende Symptome treten auf: trockener Mund, vor allem nach dem Aufwachen, Appetitlosigkeit trotz Hungergefühl, Unverträglichkeit der Speisen, Aufstoßen und Verstopfung.

Ernährungsstil

Auswahl und Zubereitung der Nahrungsmittel zeigen ihre Wirkung verständlicherweise am deutlichsten in einer Stärke oder Schwäche der Erdorgane. Begleitend spielt jedoch noch ein anderer Faktor eine bedeutende Rolle: der Ernährungsstil. Wer lustlos und verkrampft jeden Morgen mit seinem Müsli kämpft, weil er sich eine bestimmte Gesundheitsdiät verordnet hat, oder wer verzweifelt versucht, sich gewisse Nährstoffe zuzuführen, tut sich nichts Gutes. *Das oberste Gebot eines guten Ernährungsstiles ist Genuss.* Nehmen Sie sich Zeit, und wenn es nur einige Minuten sind; versuchen Sie, etwas zu finden, das bekömmlich und schmackhaft ist. Vermeiden Sie schwerwiegende Diskussionen oder emotionale Auseinandersetzungen beim Essen. Das Wort »Geschäftsessen« ist bezeichnend für die Vernachlässigung der banalsten Gesundheitsregeln in unserer Gesellschaft. Es ist vorprogrammiert, dass Menschen, die regelmäßig während des Essens geistig arbeiten oder emotional anderweitig beteiligt sind, Beschwerden bekommen. Spätestens von der vierten Schulklasse an, weiß man, dass Essen vor einer Klassenarbeit die intellektuelle Leistung beeinträchtigt, weil das Blut im Magen für die Verdauung gebraucht wird und der Kopf leer ist. Oder aber man zwingt sich zu geistigen Leistungen und hat anschließend Verdauungsprobleme.

Essen Sie, sobald Sie Hunger haben. Lange hungrig zu bleiben, schwächt das Milz-Qi, und später essen Sie dann mehr, als Ihnen guttut. Der Mensch ist ein Gewohnheitstier. So, wie Sie sich angewöhnt haben, den ganzen Tag über nichts zu essen, können Sie sich auch wieder umgewöhnen. Achten Sie in Ihrem Lieblingsrestaurant darauf, wie es Ihnen nach dem Essen geht. Der Geschmack ist nicht allein ausschlaggebend, das Essen muss einem auch gut bekommen. Wenn Sie sich nach der Mahlzeit nicht wohlig genährt sondern vollgestopft fühlen, wechseln Sie das Restaurant. Genießen und schlemmen ist erlaubt, nur nicht andauernd.

Wenn Sie sich sehr oft und intensiv mit neuen Ernährungsmethoden beschäftigen und Ihr Leben, Ihre Aktivitäten und Kontakte dadurch eingeschränkt werden, dann fragen Sie sich einmal ernsthaft, ob Sie das wirklich wollen. *Wollen Sie essen, um zu leben, oder leben, um Ernährungsregeln einzuhalten?* Und schließlich möchte ich Sie noch vor einem Fehler warnen, der jedem leicht passieren kann, der sich mit einer neuen Lehre beschäftigt: Vermiesen Sie Ihrem besten Freund oder Ihrer Kollegin nicht den Genuss an der Mousse au Chocolat, die diese sich vielleicht gerade bestellt haben, nur weil Sie nun wissen, wie ungesund große Mengen Zucker sind. Rat kann man nur geben, wenn man gefragt wird. Und das passiert am ehesten, wenn man aufgrund seiner neuen Erfahrungen einen fröhlichen und gesunden Eindruck macht.

Emotionen und geistige Entsprechungen

Ein erdverbundener Mensch zeichnet sich aus durch Stabilität, gesunden Menschenverstand und praktische Fähigkeiten. Er hat sein Leben im Griff, man kann sich auf ihn verlassen, und er packt zu, wenn Not am Mann ist. Für Luftschlösser und hochphilosophische Diskussionen hat er wenig Sinn, dafür kann man mit ihm Pferde stehlen, und er weiß immer, wo es langgeht. Er ist ein idealer Geschäftspartner, denn das, was er tut, hat Hand und Fuß und ist beständig.

Wenn das Erdige zu schwer wird, kommt das Geistige zu kurz, und der Mensch ist engstirnig, eigensinnig, intolerant und unflexibel. Er glaubt nur das, was er sieht, und geht kein Risiko ein. Sein Besitz ist seine Sicherheit und die Vermehrung desselben sein Lebensinhalt.

Ein Mensch, dem Erde fehlt, ist ein Luftikus, ein Träumer, kreativ, aber leider hapert es häufig an der Ausführung. Mit ihm kann man nächtelang philosophieren und viel Spaß haben, aber als Geschäftspartner ist er denkbar ungeeignet, er hat zuviel Feuer und zu wenig Boden unter den Füßen. Wenn Erde und Feuer sich einigermaßen die Waage halten, ist der Mensch ausgeglichen. Er funktioniert im Alltag und nutzt obendrein seinen Geist.

Wenn das Milz-Qi schwach ist, neigt der Mensch dazu, zu grübeln, im Kreis zu denken, sich zu sorgen und auszumalen, was alles passieren könnte. Meistens kreist die überflüssige Denkarbeit um die eigene Person. Vor allem bei Frauen im mittleren Lebensalter, wo die Milz gerade ihre Talfahrt beginnt, ist dies ein Problem, wenn keine richtige Lebensaufgabe mehr da ist, weil die

Kinder das Haus verlassen haben. Durch ewiges Grübeln wird die Milz weiter geschwächt, und es können depressive Neigungen entstehen.

Aus chinesischer Sicht kommt es bei Frauen um das 49. Lebensjahr herum, das die Wechseljahre einleitet, zu einem regelrechten Energieschub. Diesen können sie dazu nutzen, sich Gedanken darüber zu machen, wie sie die befreiende neue Lebensphase gestalten möchten, indem sie zum Beispiel nach außen gehen, um in einer für sie sinnvollen und freudvollen Form aktiv zu werden. Viele Frauen, die ihre Bedürfnisse wahrnehmen, starten in diesem Alter ein neues Projekt oder geben ihren Beruf auf, um einer Aktivität nachzugehen, die ihnen mehr Befriedigung bringt.

Die Fähigkeit, sich zu konzentrieren, sei es im Sinne von geistiger Arbeit oder im Sinne vom Wahrnehmen des Wesentlichen, beruht auf der Stärke der Milz. Umgekehrt wird sich jemand, der sich auch mit zunehmendem Alter immer noch um Konzentration bemüht, seine innere Stabilität und Ausgeglichenheit fördern.

Zerstreutheit ist eine Krankheit unserer Zeit. Wir sind ständig in Gedanken mit irgend etwas beschäftigt und ignorieren, was vor unserer Nase geschieht. Dann können ganzheitliche Gesundheits- und Meditationsübungen helfen, die innere Stabilität und Ruhe wiederzufinden und damit die Fähigkeit, wahrzunehmen, was gerade geschieht. Ein chinesischer Yogi, der buddhistische Meditation praktizierte, soll einmal gesagt haben, nachdem er 20 Jahre lang meditiert hatte: »Jetzt ist der Geist endlich da, wo der Hintern sitzt.« Solange muss man nicht warten. Man könnte genau so gut den Fernseher ausschalten und sich in einen guten Roman vertiefen, der einen inspiriert.

Der bioklimatische Faktor Feuchtigkeit

Jeder kennt die niederdrückende Stimmung, die sich im Herbst ausbreitet, wenn es drei Wochen lang am Stück regnet. Es ist typisch für Feuchtigkeit, dass sie nach unten sinkt und die Laune mitzieht. Sie kann zu lähmender Müdigkeit und Niedergeschlagenheit führen, in feuchtkalten Klimazonen ebenso wie in feuchtwarmen tropischen Gebieten.

Vor einigen Jahren nahm ich eine Woche lang an einem Kurs in einem sehr schönen Seminarhaus im Allgäu teil. Das Haus und das benachbarte Dorf hatten einen großen Nachteil. Sie lagen direkt am Fuß der Nordseite eines Berges. Am Hang wuchsen die phantastischsten Heilkräuter, aber es war nie die Sonne zu sehen. Das ganze Gebiet war feucht, und nachdem bei einigen von uns Übelkeit und Durchfall aufgetreten war, brachten wir in Erfahrung, dass viele Leute in dieser Gegend seit Jahren unter diesen Problemen litten und sich nicht zu helfen wussten.

Ist man lange Zeit Feuchtigkeit ausgesetzt, beispielsweise aufgrund des Klimas, einer feuchten Wohnung oder eines feuchten Arbeitsplatzes, ist es schwer, sich davor zu schützen, und leicht einzusehen, dass man davon geschwächt wird. Aber selbst bei kurzfristiger Feuchtigkeitsbelastung kann diese in den Körper eindringen und in der Folge zu körperlicher und geistiger Müdigkeit und einem anhaltenden Schweregefühl führen, besonders wenn aufgrund einer Milz-Qi-Schwäche eine Anfälligkeit vorliegt. *Bei uns Frauen ist die Milz vor und während der Menstruation mehr oder weniger geschwächt.* Gerade in dieser Zeit ist es wichtig, sich zu schützen. Nasse Haare, ein nasser Badeanzug oder feuchte Kleidung beim Sport können eine akutes Feuchtigkeitssyndrom mit Durchfall auslösen, dann tiefer in den Körper eindringen und so zu Anfälligkeit führen. Menschen, die unter Yin-Fülle leiden, haben als natürliche Schutzreaktion eine starke Abneigung gegen feuchtes oder schwüles Wetter und Regen.

Der süße Geschmack

Viele Erdnahrungsmittel sind intensiv gelb wie Kürbis, Karotten und Süßkartoffeln, andere sind braun wie naturbelassener Zucker. Gelbe und braune Hülsenfrüchte haben einen starken Erdanteil, werden jedoch aufgrund ihrer energetischen Wirkung auf die Wasserorgane Niere und Blase dem Wasser-Element zugeordnet. Der süße Geschmack ernährt, harmonisiert und befeuchtet den Organismus. Er stärkt den Körper, indem er Qi aufbaut, und befeuchtet ihn, indem er die Säfteproduktion anregt. Durch die Zufuhr von Säften und die Verlangsamung der energetischen Prozesse, was ebenfalls durch Süßes bewirkt wird, entspannt sich der Mensch, vor allem im emotionalen Bereich und bei Stress. Entsprechend dem Erd-Element ist Süß der Geschmack der Mitte. Im Gegensatz zu allen anderen Geschmacksrichtungen könnte man sich ausschließlich von süßen Nahrungsmitteln ernähren, ohne in ein Ungleichgewicht zu kommen. Im Gegenteil, Süßes sorgt dafür, dass die Organe gleichmäßig versorgt und ausgeglichen werden.

Wunderbar, es lebe die Süßwarenindustrie! Von jetzt ab braucht man nie mehr zu kochen! So ist es leider nicht. Alles Positive, das bisher über den süßen Geschmack gesagt wurde, bezieht sich im wesentlichen auf die große Gruppe der Getreide, Hülsenfrüchte, stärkehaltigen Gemüse und Fleischsorten im naturbelassenen, aber gekochten Zustand. Nahrungsmittel, die einen industriellen Verarbeitungsprozess hinter sich haben, haben damit ihre Fähigkeit, den Menschen gesund zu ernähren, verloren; den Namen »Lebensmittel« verdienen sie eigentlich nicht mehr.

Denaturierter weißer Zucker ist ein Qi-Räuber, in diesem Punkt sind sich ausnahmsweise alle Ernährungsrichtungen einig. Wie kommt es dann aber, dass man gerade, wenn man sich unkonzentriert, überfordert und müde fühlt, Gelüste auf Süßes hat? Ganz einfach: Der Körper sagt ja nicht »Ich will Gummibärchen«. Er sagt lediglich »Ich will Süß«; süße Nahrung, wie Hirse, Ei oder Rinderbrühe, die Qi aufbaut. Je stärker das Bedürfnis nach Süßem, um so schwächer ist das Qi der Milz oder um so größer die innere Anspannung. Wenn Frauen häufig zu Süßigkeiten greifen, ist meistens ein Qi-Mangel der Milz der Grund, bei Männern eher die innere Anspannung.

Milz und Magen bekunden ihren Mangel direkt, indem das Bedürfnis nach süßem Geschmack entsteht. Weniger häufig, aber ähnliches vermag die Leber, die bei Anspannung oder Säftemangel nach Saurem verlangt, zum Beispiel in der Schwangerschaft; oder die Niere, die manchmal bei einem Yang-Mangel nach Erhärtung durch etwas Salziges verlangt (die Niere liebt Härte, was durch die austrocknende Wirkung von Salz erreicht wird).

»Die Botschaft hör' ich wohl, allein mir fehlt der Glaube.« Am Glauben liegt es nicht, aber an der richtigen Interpretation. Es gibt viele gesunde Süßigkeiten, die im akuten Fall die Gelüste befriedigen, wenn man entschlossen ist, weitgehend auf fabrikzuckerhaltiges Naschwerk zu verzichten. Wichtig ist, sich in weiser Voraussicht rechtzeitig einen Vorrat anzulegen, damit der Weg nicht zum nächsten Bäcker oder gar nachts zur Tankstelle führt. Trockenfrüchte und Nüsse, Müsliriegel und Honiggesüßtes aus dem Naturkostladen oder Reformhaus sollten in der ersten Phase der Zuckerentwöhnung ständig in Reichweite sein. Die Ernährung muss nach und nach auf neutrale, warme und gekochte Kost mit aromatischen Zutaten umgestellt werden, damit die Ursache für den Heißhunger auf Süßes verschwindet. Dies geschieht in aller Regel bereits nach einigen Tagen. Wenn der Körper genügend Qi aufgebaut hat und ständig bekömmliche süße Nahrungsmittel zugeführt bekommt, kann man ohne weiteres hin und wieder ein Stück Kuchen oder Schokolade genießen. Bis dahin sollte man jedoch Disziplin walten lassen. Der Körper kann selbst bei bester Ernährung nicht genügend Qi aufbauen, wenn jeden Tag weißer Zucker gegessen wird. Aus ernährungswissenschaftlicher Sicht werden dem Körper durch den Umbau von Fabrikzucker wertvolle Nährstoffe, Mineralien und Vitamine entzogen. Außerdem kommt es zu starken Schwankungen des Blutzuckerspiegels, die bei bestehender Anlage langfristig den Ausbruch von Altersdiabetes (Zuckerkrankheit) fördern. Zucker schafft nicht nur in der Umgebung der Zähne ein ideales Milieu für schädliche Bakterien, sondern auch im Darm, wodurch die Darmflora aus dem Gleichgewicht gerät. Dies ist die Basis für die Entstehung von Darmpilzen, Hautkrankheiten und anderen toxischen Prozessen.

Zucker macht süchtig, weil der Energiespiegel durch das Essen von Süßigkeiten nur kurzfristig – ca. 20 Minuten lang – ansteigt, dann aber unter das vorherige Energieniveau absinkt und dadurch erneut das Bedürfnis nach einer noch größeren Menge Zucker verursacht. Eine Sucht ist immer ein Zwang und eine Einengung. Für viele Menschen erscheint der Verzicht auf Zucker im ersten Moment als gravierende Einschränkung. In Wirklichkeit geht es darum, eine einengende, zwanghafte Gewohnheit zu beenden, um frei und spontan aus der breiten Vielfalt auswählen zu können. Das ist wahre Freiheit.

Getreide und Honig sind zwar beide vollwertige Nahrungsmittel, doch bei einem übermäßigen Verzehr von sehr süßen Produkten wie Honig, Ahornsirup und Vollrohrzucker besteht dennoch die Gefahr, dass die Milz überfeuchtet und ihre Verdauungsfunktion beeinträchtigt wird.

Wenn man sich gesund ernähren will, kommt man über kurz oder lang nicht umhin, gekochte Vollkorngetreide in den Speiseplan mit einzubeziehen. Ihre Verwendung ist einfach und vielseitig. Sie lassen sich roh oder gekocht gut aufbewahren und können mit allen anderen Nahrungsmitteln kombiniert werden. Ob süß oder salzig, gemahlen, als Flocken oder im ganzen Korn: sie ergeben ausgesprochen abwechslungsreiche Gerichte.

Hirse, Polenta und gekochte Haferflocken stärken am effektivsten die Erdorgane. *Die ideale Mahlzeit für den Kohlenhydrat-Typ (siehe Seite 55), um gute Vorsätze auszuführen, ist das süße Frühstück.* Kochen Sie Hirse oder Polenta für ein paar Tage auf Vorrat in Wasser. Morgens dünsten Sie süßes vollreifes Obst in etwas Fruchtsaft kurz an. Geben Sie nun das vorbereitete Getreide dazu. Trockenfrüchte, Rosinen, Nüsse und Zimt ergänzen das Gericht nach Belieben. Hirse mit einem gekochten Ei und reichlich Butter, Muskat und Salz, ergibt eine kräftige Morgenmahlzeit für den Fett-Eiweiß-Typ. Getreide hat den Vorteil, dass es im Körper sehr langsam umgebaut wird (zwei bis vier Stunden) und dass daher während dieser Zeit normalerweise kein Hungergefühl oder Appetit entsteht. Deshalb ist es auch die ideale Ernährung, um Gewicht zu reduzieren.

Ob Sie es glauben oder nicht, ich mache sehr oft die Erfahrung, dass Menschen – besonders Frauen –, die seit Jahren vergeblich gehungert haben, um abzunehmen, nun endlich Erfolg haben, wenn sie ihre Ernährung auf gekochte Getreidemahlzeiten mit Gemüse, Fleisch oder Eiern umstellen. Die bekömmliche Nahrung führt dem Körper genügend Qi zu, um Fett zu verbrennen und den Zwischendurchhunger, sowie die Gelüste auf Süßes, zu vermeiden. Die Folgen sind eine Harmonisierung des gesamten Organismus und eine gute Figur.

Weizen wirkt kühlend und *Dinkel* neutral bis leicht erwärmend. Beide Getreide bauen Qi auf und harmonisieren die Organe Leber, Gallenblase und Herz. Vollkornreis wirkt in der gleichen Weise auf Lunge, Dickdarm, Nieren, Leber und Gallenblase. Er ist besonders geeignet, die Holzorgane zu entspannen, indem er überschüssige Hitze reduziert und Säfte ergänzt. Hafer hat eine anregende und erwärmende Wirkung auf Milz, Magen, Lunge und Dickdarm. Noch eine Besonderheit, die für alle Getreide gilt: Gekochtes Vollkorngetreide bindet Schadstoffe und toxische Ablagerungen aus dem gesamten Organismus und führt sie der Ausscheidung zu. Mit anderen Worten, wer Getreide isst, kann sich einige ungesunde Extratouren erlauben, ohne gleich Schaden zu nehmen. Die Ausscheidung von Giftstoffen ist wichtig für Menschen, die häufig Fleisch essen, Kaffee trinken und Süßigkeiten essen. Aufgrund der starken Umweltbelastung mit Schadstoffen ist es jedoch im Grunde genommen für jeden Menschen von Nutzen, wenn der Körper immer wieder von Giftstoffen gereinigt wird.

Süß-kalte und süß-erfrischende Gemüse, Obstsorten und Frucht-

säfte schützen Herz und Magen vor Hitze, indem sie die Erdorgane befeuchten und abkühlen. In der richtigen Dosierung ist diese Wirkung insbesondere im Sommer, bei intellektueller Anstrengung und bei Schlafstörungen erwünscht. Außerdem befeuchten sie den Dickdarm, was günstig bei Verstopfung ist. Sie ergänzen die Säfte der Lunge und helfen so bei trockenem Husten, wenn man viel raucht oder viel Kaffee trinkt.

Auf die richtige Dosis kommt es an: Zuviel Süß-Kaltes erschöpft das Qi der Milz und des Magens. Es kühlt das Yang des Herzens und dämpft so die geistige Aktivität, insbesondere die Ausdrucksfähigkeit. Es überfeuchtet die Lunge und ist eine Ursache für Erkältungen. Weiterhin dehnt es den Verdauungstrakt aus, was Darmträgheit verursacht und über den Kontrollzyklus kühlt es die Nieren ab, was innere Kälte und Müdigkeit bewirkt, sowie die sexuelle Lust reduziert.

Fleisch hat generell einen starken Erdanteil. Einzelne Fleischsorten wirken aber auch auf die Organe anderer Elemente. Um dies deutlich zu machen, sind sie in den Nahrungsmittellisten unter den jeweiligen anderen Elementen aufgeführt. Fleisch hat grundsätzlich eine Qi-aufbauende Wirkung. Rindfleisch gehört zum Erd-Element und ist neutral. Durch scharfes Anbraten und durch die Verwendung von Gewürzen erhält es zusätzlich einen erwärmenden Effekt. Daher ist Rindfleisch ideal, um das Milz-Qi aufzubauen. Am besten sind kleine Fleischmengen, selbstgemachte Brühen und Suppen. Die Brühe kann dann bei der Zubereitung anderer Speisen verwendet werden. Auf diese Weise kann man Qi aufbauen, ohne jeden Tag Fleisch essen zu müssen.

Süß-warme Nahrungsmittel wie Karotten, Kürbis, Fenchel usw. erwärmen und stärken Milz, Magen, Lunge, Dickdarm und die Nieren. Diese Gemüse bieten einen idealen Schutz vor Qi-Mangel und sollten von Vegetariern in Kombination mit Hülsenfrüchten häufig gegessen werden.

Kinderernährung

In der Kindernahrung sollten Erdnahrungsmittel den größten Anteil ausmachen. Kinder brauchen den süßen Geschmack, weil er den Körper ernährt und entwickelt. Außerdem wirkt Süßes befeuchtend und entspannend. Kinder haben von Natur aus viel Qi und Yang, damit sie schnell wachsen können. Süßes bildet dazu den Ausgleich, indem es befeuchtet und dadurch kühlt. Wenn Kinder zuwenig süße Nahrung bekommen, werden sie unruhig, um nicht zu sagen: unausstehlich. Außerdem versuchen sie dann, so oft wie möglich an Süßigkeiten heranzukommen. Selbstverständlich ist weißer Zucker für Kinder genauso schlecht wie für Erwachsene. Aber es ist schlichtweg unmöglich, Kinder völlig davon fernzuhalten, es sei denn, man lebte auf einer einsamen Insel. Das beste Mittel, Kinder gesund, emotional ausgleichend und weitgehend zuckerfrei zu ernähren, sind Erdnahrungsmittel in jeglicher Form. Kleine Kinder brauchen nicht ständig eine Abwechslung. Geben Sie Karotte mit Kürbis und am nächsten Tag Kürbis mit Karotte. Ihr Baby nimmt es Ihnen normalerweise nicht übel. Kochen Sie Kompott, süße Aufläufe, Polenta und Hirse, und Ihr Kind bekommt alles, was es braucht. Wenn es diese Sachen nicht essen mag, liegt es nicht an den Nahrungsmitteln. Um die Speisen gehaltvoller zu machen, geben Sie etwas Pflanzenöl wie Weizenkeimöl, Sesamöl, andere kaltgepresste Öle oder Butter aus kontrolliert biologischem Anbau dazu. Lassen Sie Südfrüchte und Milchprodukte so lange wie möglich ganz weg. Kinder sind so häufig erkältet, weil es viel einfacher ist, ihnen Quark mit Banane zu geben, statt einen Hirsebrei zu kochen, zumal diese abkühlende »Diät« als ernährungsphysiologisch hochwertig eingestuft wird. Sie ist es allerdings nur dann, wenn man die abkühlende und verschleimende energetische Wirkung von Quark und Banane außer acht lässt. *Die Weichen für Gesundheit, Leistungskraft und ein glückliches Leben werden schon in der Kindheit gestellt, und dabei hat die Ernäh-*

rung einen grundlegenden Einfluss. Um den Besonderheiten der Ernährung von Kindern gerecht zu werden, haben meine Kollegin Beatrice Trebuth und ich diesem Thema ein eigenes Buch gewidmet. Es behandelt zusätzlich Fragen zur Ernährung beider Eltern vor der Zeugung sowie zur geeigneten Ernährung der Mutter während der Schwangerschaft und Stillzeit. (»Die Fünf Elemente Ernährung für Mutter und Kind« erschien 1994 im Joy-Verlag).

Metall-Element

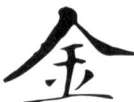 Der Herbst schüttet sein Füllhorn aus und beschenkt uns mit allem was die Erntezeit zu bieten hat. Im Spätherbst verdrängt das Yin des Metall-Elementes die Yang-Kräfte, die große Hitze des Sommers. Dann bewirkt die Zunahme, der nach unten und innen gerichteten Yin-Kräfte, dass sich die Säfte in der Pflanzenwelt zurückziehen, in die Wurzeln, in die Erde, und dass die Blätter vertrocknen. Im Herbst kehren die Kräfte der Natur zu ihrem Ursprung zurück.

Vertrauen in das Potential des Raumes, der unser Zuhause ist, alles enthält und alles ermöglicht, bildet die Basis für das Urvertrauen, das einem Menschen mit einem starken Metall-Element eigen ist. Daraus resultiert die Fähigkeit, auf materieller Ebene die eigene Existenz zu bewahren und auszubauen. Durchsetzungskraft gepaart mit Gerechtigkeit und ein scharfer Verstand in Kombination mit Anteilnahme, sind die positiven Eigenschaften, die dieser Mensch verwirklicht. In der Metallphase ist der Höhepunkt des Lebens überschritten. Lebenserfahrung hat den Verstand geschärft, und die Existenz ist gesichert.

Zugeordnet werden die Organe Lunge und Dickdarm, die Farbe Weiß, der bioklimatische Faktor Trockenheit, der scharfe Geschmack.

Die Organe Lunge und Dickdarm

Neben den Erdorganen ist die Lunge die zweite Quelle des nachgeburtlichen Qi. Sie extrahiert aus der Atemluft Qi, das sich im Oberen Erwärmer mit dem Nahrungs-Qi der Milz vermischt und von dort aus den gesamten Organismus versorgt.

Die Lunge kontrolliert die Hautfunktionen, das Öffnen und Schließen der Poren, die Schweißabsonderung, den Feuchtigkeitsgehalt und somit die Elastizität der Haut. Eine wichtige Aufgabe der Lunge liegt in der Bereitstellung der Abwehrenergie, Wei-Qi genannt, die den ganzen Körper durchdringt und ummantelt. Das Wei-Qi schützt vor allen störenden Einflüssen bioklimatischer und chemischer Art und vor Strahlung. Für den westlichen Menschen schwer vorstellbar, für einen Chinesen aber selbstverständlich, ist der Schutz durch das Wei-Qi vor Unfällen und Konflikten. Aus chinesischer Sicht ist es kein Zufall, wenn man angegriffen wird oder einen Unfall hat, sondern es liegt an einer Schwäche des Abwehr-Qi.

Zusammen mit dem Herzen, dem Sitz des Geistes, ist die Lunge im Oberen Erwärmer angesiedelt. Ihr Zustand steht in engem Zusammenhang mit der psychisch-geistigen Verfassung des Menschen. Unfälle, Krankheiten und Konflikte – im Grunde genommen jedes Leid, das dem Menschen widerfährt – hat seinen Ursprung in den negativen Eindrücken im Geist, welche der Mensch dort, durch schädigende Taten, Worte und Gedanken sich selbst und anderen Wesen gegenüber, abgespeichert hat. Die Folgen sind eine Schwäche der Abwehrenergie und damit verbundene leidvolle Erfahrungen. Positive Eindrücke werden im Geist aufgrund nützlicher und liebevoller Taten, Worte und Gedanken gespeichert und führen zu glücklichen Erfahrungen, innerem und äußerem Reichtum. Diese Zusammenhänge verdeutlichen die enge Verbindung und Wechselwirkung zwischen Körper und Geist, die bei einer ganzheitlichen Sichtweise berücksichtigt werden. Nicht von ungefähr versteht auch die westliche Medizin viele Lungen- und Dickdarmerkrankungen als psychosomatisch. *Die Haut* wird von der Lunge kontrolliert. Sie ist die direkte Kontaktstelle zur Umwelt und zu anderen Menschen. Die Zunahme der Hauterkrankungen in den westlichen Gesellschaften liegt nicht nur an der starken Strahlen- und Giftbelastung der Umwelt, sondern in hohem Maß auch an den Beziehungs- und Kommunikationsproblemen unseres schnelllebigen Zeitalters.

Wenn man jemanden nicht mag, sagt man: »Den kann ich nicht riechen.« Wen wundert es, *dass die Nase und der Riechsinn* ebenfalls unter der Kontrollfunktion der feinsinnigen Lunge stehen? Die Aromatherapie, die mit reinen ätherischen Essenzen aus Pflanzen und Hölzern arbeitet, basiert auf der Wirkung der Düfte auf Körper und Psyche. Diese Essenzen sind ein wahres Geschenk der Natur und ein wunderbarer Ausgleich für viele schädigende Einflüsse unserer Zeit.

Hautkrankheiten wie Neurodermitis und viele Hautallergien haben ihre Ursachen in Funktionsstörungen der Organe Lunge und Leber. In allen Fällen ist es wichtig, die Ursachen gründlich zu eruieren und eine Ernährungsumstellung vorzunehmen. Eine strenge Diät mit den passenden Getreiden und Gemüsen ist in vielen Fällen in der Lage, den Organismus zu entgiften und zu harmonisieren, so dass die Probleme gelindert oder beseitigt werden. Bei Kindern hat es sich in vielen Fällen von Neurodermitis als heilsam erwiesen, Milchprodukte und weißen Zucker zu vermeiden.

Der *Dickdarm* hat die Aufgabe, den Körper zu entgiften. Die Chinesen sagen: »Was der Dickdarm nicht ausscheidet, muss durch die Haut ausgeschieden werden.« Hautunreinheiten und Akne haben ihre Ursache in einer Feuchten Hitze des Dickdarms durch falsche Ernährungsgewohnheiten, insbesondere durch Milchprodukte und alles sehr Süße, die im Darm eine ideale Basis für die

Ansiedlung von Bakterien schaffen. Vollkornreis ist in allen Fällen von Hautunreinheiten das ideale Mittel, um den Dickdarm zu entgiften.

Die chinesische Medizin kennt mehrere Ursachen für *Verstopfung*. Eine geht mit einer Trägheit des Dickdarms aufgrund eines Qi-Mangels von Milz und Lunge einher. Diese Schwäche findet man häufig bei alten Menschen. Wenn die Lunge schwach ist, wird die Atmung oberflächlich. Tiefe Atmung ist aber notwendig, um die Peristaltik des Dickdarms in Gang zu halten. Die Verstopfung ist Folge der schwachen Atmung, wobei der Stuhl weich und relativ hell ist. Körperübungen und Atemtherapie, kombiniert mit Qi-reicher Ernährung, sind hier die geeigneten Mittel.

Eine weitere Form der Verstopfung geht mit hartem, dunklen Stuhl einher. Sie beruht auf einer Austrocknung der Säfte des Dickdarms. Die Ursachen können austrocknende scharfe Gewürze und eine Stagnation des Leber-Qi sein. Emotionale Anspannung, Stress und Zeitdruck bewirken, dass das Qi der Leber stagniert und die Darmbewegung träge wird. Der Speisebrei verweilt zu lange im Darm und wird trocken und hart. Hier ist es wichtig, den Dickdarm zu befeuchten und die Leber zu entspannen. Beides wird durch Vollkornreis, saftige Gemüse, Kompott und durch Bewegung gefördert.

Magenhitze, die zu Heißhunger führt, wodurch häufig große Mengen gegessen werden, kann auf Dauer ebenfalls zu trockener Verstopfung führen, weil Hitze im Magen Trockenheit im Dickdarm begünstigt.

Emotionen und geistige Entsprechungen

Urvertrauen – das Vertrauen in die positiven Möglichkeiten der eigenen Existenz – entsteht bei einem Baby, wenn es sich geborgen, umsorgt und geliebt fühlt. Diese Situation ist die Voraussetzung dafür, dass sich ein Wesen entfalten und wachsen kann. Angenehme Erfahrungen bewirken auf allen Ebenen – körperlich, geistig und psychisch – einen Prozess der gesunden Ausdehnung. Offenheit und Entspanntheit sind auf körperlicher Ebene die Basis dafür, dass das Qi harmonisch fließt und alle Organe ausgewogen versorgt werden. Auf emotional-geistiger Ebene sind die Fähigkeiten, sich nach außen zu öffnen und sich eine dicke Haut zuzulegen -für alles was einem nicht gut tut- die Grundlagen für positive Beziehungen und geistige Entwicklung.

Krankheit und emotionales Leid gehen mehr oder weniger immer mit einer inneren Stagnation sowie Fülle- oder Leerezuständen und muskulären Panzerungen einher.

Raum und Ausdehnung sind Analogien zum Metall-Element. Die Erkenntnis von der Natur des Raumes, die Erfahrung, dass der Geist unbegrenzt ist, wirkt existentieller Unsicherheit, Angst und Verhaftung an den Körper entgegen und ist eine Quelle bedingungsloser Freude.

Raum und Ausdehnung sind für ein gesundes Funktionieren der Lunge unerlässlich. Wenn der Mensch emotional belastet ist, unter Angst oder Traurigkeit leidet, wird die Atmung flach, und er lässt den Oberkörper hängen. Wenn er sich angegriffen fühlt, mit den eigenen Aggressionen aber nicht umgehen kann, sind die Schultern und der Oberkörper angespannt, wodurch das Lungenvolumen eingeengt wird. Traurigkeit erzeugt eine Qi-Schwäche der Lunge, Verletzungen und Ungerechtigkeit führen häufig zu unterdrückter Wut. Beide Emotionen stören das Metall-Element und können bereits bei Kindern eine Schwäche der Lunge und des Dickdarms auslösen.

Die nach dem Krieg überall verbreiteten Lungenkrankheiten sind nur zum Teil auf Unterernährung zurückzuführen. Die emotionalen Ursachen sind Existenzangst und Traurigkeit über den Verlust geliebter Menschen. Sorgen um die Zukunft und um die Existenz spielen bei der Entstehung von Lungenproblemen in vielen Fällen eine große Rolle. Umgekehrt entstehen Traurigkeit und Unsicherheit, wenn die Lunge durch äußere Einflüsse geschädigt wird.

Der bioklimatische Faktor Trockenheit

Trockenheit schädigt insbesondere Lunge und Dickdarm. In unseren Breitengraden geht es hier in erster Linie um trockene Raumluft. Die Luft in vielen Arbeitsräumen, Büros, Reinigungen, Schreinereien usw. ist nicht nur aufgrund giftiger Ausdünstungen aus Möbeln, Teppichböden und Wandfarben ein Problem, sondern häufig auch wegen ihrer Trockenheit. Dabei ist es so einfach, Abhilfe zu schaffen: Installieren Sie einfach einen an die Heizung gehängten Wasserbehälter, wie es früher üblich war, oder einen Springbrunnen. Haben Sie schon einmal ein Chinarestaurant ohne Aquarium oder Springbrunnen gesehen? Wahrscheinlich nicht, aus gutem Grund. Neben der Luftbefeuchtung hat fließendes Wasser in Räumen einen ganz besonderen Effekt: Es hält das Qi in Bewegung und bringt dadurch Geld ins Haus. Sie können das gerne als Aberglauben abtun, aber schauen Sie sich doch einmal die großen Banken in Hong Kong an: Überdimensionale Springbrunnen und Wasserspiele zieren die Innengebäude auf Anraten von Feng-Shui-Beratern, die sich mit der Qi-Bewegung in Räumen bestens auskennen. Probieren Sie es aus: Stellen Sie einen kleinen Springbrunnen in Ihren Arbeitsraum, und lassen Sie ihn permanent durchlaufen. Sie dürfen ihn keinesfalls über Nacht ausschalten, sonst stagniert das Qi. Wenn Sie daraufhin demnächst eine Gehaltserhöhung angeboten bekommen oder im Lotto gewinnen, dürfen Sie mir gerne etwas davon abgeben.

Der scharfe Geschmack

Alle scharfen Gemüse wie Rettich, Zwiebeln, Radieschen und die scharfen Teile des Lauches haben eine weiße Farbe. Andere Gemüse wie Schwarzwurzel und Blumenkohl sind ebenfalls weiß, haben also einen Metallanteil, sind jedoch aufgrund ihres milden Geschmacks dem Erd-Element zugeordnet.

Der scharfe Geschmack öffnet die Körperoberfläche, bewegt das Qi nach außen, macht durchgängig und löst Stagnation auf. Die meisten scharfen Nahrungsmittel sind scharf-warm und scharf-heiß, nur einige wenige wie schwarzer Rettich, Radieschen und Kresse sind neutral oder erfrischend. Der scharf-warme Geschmack spielt eine wichtige Rolle bei der Behandlung von *Erkältungserkrankungen*. Sobald Kälte in den Körper eindringt, verschließt sie die Poren der Haut. Um die Kälte zu vertreiben, müssen die Poren geöffnet werden, was durch Schwitzen erreicht wird. Scharf-Warmes wirkt schweißtreibend und erhitzend. Ingwertee und heißer Alkohol wie Glühwein sind die richtigen Mittel, wenn man frühzeitig merkt, dass eine Erkältung im Anzug ist. Als Speise empfiehlt sich dann ein Reisgericht, das die Lunge auf Trab bringt und somit die Abwehr stärkt, mit Lauchzwiebeln, schwarzem Rettich und Meerrettich. Wenn dagegen die Symptome bereits deutlich hervortreten und Hitze entsteht, muss man von allen heißen Getränken und Speisen abstand nehmen.

Scharf-Warm bewegt das Qi im Körper nach oben. Das ist eine wünschenswerte Wirkung, wenn man sich niedergeschlagen oder traurig fühlt. Dieser Zusammenhang ist leider häufig auch der ursächliche Auslöser für Alkoholismus. Denn: Alkohol löst die Leber-Qi-Stagnation und die damit verbundene angespannte Frustration. Wird die Ursache für die Frustration nicht beseitigt, dann kann der Griff zum Glas zur Gewohnheit werden. Der entspannende Effekt des scharfen Geschmackes zerstreut auf Dauer nicht nur die schlechte Laune, sondern das Körper-Qi gleich mit. Das ist der Grund, warum man sich nach einem Alkoholexzess häufig völlig zerschlagen fühlt.

Im Winter sind scharf-warme Nahrungsmittel der beste Schutz gegen Kälte. Sie stärken die Lunge, die in Grippezeiten stark gefordert ist. Über den Fütterungszyklus wirken sie positiv auf das Yang der Nieren und bringen das Abwehr-Qi, sowie den Qi- und Blutfluss in Bewegung, der bei Kälte immer verlangsamt ist.

Die richtige Dosierung ist entscheidend. Zuviel Scharf-Warmes in Form von Alkohol und scharfen Gewürzen zerstreut das Qi und überhitzt die Organe, insbesondere Leber und Gallenblase über den Kontrollzyklus. *Knoblauch, Alkohol und scharfes Essen* führen bei Menschen, die ohnehin unter Leberhitze oder innerer Anspannung leiden, zu Gereiztheit und Muskelverspannungen. Des weiteren können Augenbeschwerden wie Brennen oder Jucken auftreten. In der Lunge kommt es ebenfalls zu einem Hitzezustand, der sich in Husten äußert.

Im Dickdarm bewirkt die Hitze eine Austrocknung, die sich als Verstopfung zeigt. Besonders Menschen, die unter Bluthochdruck leiden, sollten den scharfen Geschmack mit Vorsicht genießen.

Wenn die Lunge zu feucht ist und viel hellen Schleim produziert, ist der bitter-warme Geschmack das richtige Mittel. Getreidekaffee, Thymiantee, Buchweizen und geröstete Hirse trocknen die Feuchtigkeit. Wenn umgekehrt große Mengen bitter-warmer Genussmittel wie Kaffee, Schwarztee, Rotwein und Zigaretten genossen werden, trocknet die Lunge und dadurch die Haut aus. Chronische Trockenheit der Lunge ist eine der Ursachen für Hautkrankheiten. Scharf-erfrischende Nahrungsmittel, in erster Linie Vollkornreis, außerdem weißer Rettich, Kohlrabi und Kresse, sorgen für die Befeuchtung der Lunge und für schöne, jugendliche Haut. Dem gleichen Ziel in ganz besonderem Maß dient Spargel. Er ist süß (Erde), bitter (Feuer) und weiß (Metall). Nutzen Sie die Spargelzeit, denn er ist ein echter Jungbrunnen für Ihre Haut.

Bei Verstopfung mit hartem Stuhl dünstet man Rettich und isst ihn mit etwas Butter und Salz. Oder man kauft im Reformhaus Rettichsaft und nimmt ein bis zwei Esslöffel nach den Mahlzeiten.

Auf Leber und Gallenblase haben Reis und die erfrischenden Gemüse über den Kontrollzyklus eine entspannende, säfteaufbauende Wirkung. Auf die gleiche Weise werden über den Fütterungszyklus die Säfte der Nieren ergänzt.

Wasser-Element

水 Im Winter, der Zeit des großen Yin, richtet sich alle Bewegung nach unten und innen. Qi und Säfte ziehen sich ins Innerste zurück, um sich in der Erde in Samen und Wurzeln zu konzentrieren. Yin, Kälte und Dunkelheit, beherrscht den Raum.

Das Wasserelement steht für den Lebensabend, für den Weisen, dessen höchste Tugend die Bescheidenheit ist, da er die Vergänglichkeit aller Dinge und des menschlichen Seins erkannt hat. Auf chinesischen Gemälden sieht man viel Natur, große Berge und dazwischen ganz kleine Menschen, so wie die Dinge realistisch gesehen eigentlich sind. Auf europäischen Gemälden dagegen findet man im Vordergrund einen sehr großen Jäger, dahinter etwas kleiner den Hirsch und dahinter ganz klein Wald und Berge.

Je stärker der Blick des Menschen nach außen gerichtet ist, um so kleiner erscheint die Welt und um so größer er selbst – eine Illusion, der der Mensch normalerweise ein Leben lang unterliegt. Die Fähigkeit, den Geist zur Ruhe kommen zu lassen, schafft den nötigen Abstand zur Geschäftigkeit des Alltages, um zu einer realistischeren Sichtweise zu gelangen. Die Abneigung und Ignoranz der westlichen Welt gegenüber allem, was mit dem Tod zu tun hat, untermauert die Sichtweise des einzelnen, dass er der Mittelpunkt der Welt und unvergänglich sei.

Der Geist ist wie ein Auge: Er schaut nach außen und sieht sich selbst nicht als denjenigen, der etwas erlebt. Buddhistische Meditation, das Nach-innen-Schauen, dient dem Ziel, zu erkennen, dass der Beobachter und das, was beobachtet wird, und auch das Beobachten, eins sind. Das bedeutet dann, den Geist in seinem natürlichen Zustand ruhen zu lassen, ohne etwas abzulehnen oder herbeizuwünschen, um schließlich seinen inneren Reichtum, aktives Mitgefühl und Weisheit, zu verwirklichen. Als Symbol für die Umwandlung von Störgefühlen wie Begierde und Zorn in Weisheit, die höchste Eigenschaft des Wasserelementes, steht die Lotusblüte, deren Schönheit und Reinheit sich nur in sumpfigem, trübem Wasser entfaltet. Wasser nimmt immer den leichtesten Weg und fließt hinab in die Tiefe. Durch beharrliches Fließen versetzt es jedoch Berge. Reflexion, Hinter-die-Dinge-Schauen, Ausdauer und Beharrlichkeit sind Yin-Aspekte des Wasserelementes.

Echte Furchtlosigkeit, die entsteht, wenn der Mensch erkennt, dass etwas in ihm zeitlos ist und nicht zerstört werden kann, ist sein Yang-Aspekt. Mut, Entschlossenheit, unbeugsamer Wille, Erfolg und ein langes Leben sind Menschen mit starken Nieren, den Organen des Wasserelementes, beschieden.

Zugeordnet werden die Organe Nieren und Blase, die Farben Blau bis Schwarz, der bioklimatische Faktor Kälte, der salzige Geschmack.

Die Organe Nieren und Blase

Die Nieren sind, wie schon mehrfach erwähnt, der Speicher des vorgeburtlichen Qi. Darüber hinaus werden Überschüsse aus der nachgeburtlichen Qi-Gewinnung, basierend auf Nahrung und der Atemluft, ebenfalls in den Nieren gespeichert.

Sie kontrollieren Knochen, Knochenmark, Gehirn, zentrales Nervensystem, Zähne, Kopfhaare, Gehör und Ohren.

Sie haben den größten Einfluss auf den sexuellen Bereich, auf Fruchtbarkeit, Zeugungsfähigkeit, Potenz und Libido. Die genetischen Anlagen und die Konstitution des neugeborenen Kindes sind von der Nierenkraft der Eltern abhängig. Traditionell bereiten sich chinesische Eltern zwei Jahre auf die Zeugung eines Kindes vor, indem sie ihr Milz- und Nieren-Qi durch Ernährung und körperliche Übungen stärken.

Die Yang-Aspekte der Nieren sind Qi und Wärme. Ist dieser Bereich geschwächt, leidet der Mensch unter kalten Füßen, oder auch unter kalten Knien, Hüften und Po. Er hat frühmorgens Rückenschmerzen, die nach dem Aufstehen durch Bewegung besser werden. Es besteht eine Neigung zu nächtlichem Wasserlassen, zu Potenz- und Libidoschwäche, eventuell Unfruchtbarkeit und Zeugungsunfähigkeit. Insgesamt fühlt sich der Mensch geschwächt, manchmal ängstlich und niedergeschlagen.

Erinnern Sie sich an das Bild des lodernden Nierenfeuers im Unteren Erwärmer, das hinauf zu den Erdorganen und zum Oberen Erwärmer steigt. Ist das Feuer zu schwach, werden Milz, Magen, Herz und Lunge nicht mehr genügend erwärmt; Qi-Mangel und Kälte sind die Folgen. Gerät umgekehrt das Feuer bei Säftemangel der Nieren außer Kontrolle, kommt es zu innerem Hitzegefühl, Unruhe, Schlafstörungen, Nervosität, geringer Belastbarkeit und mangelnder Ausdauer. Nachts treten Schweißausbrüche und heiße Fußsohlen auf. Probleme, die mit Substanzmangel einhergehen können, wie Osteoporose, haben hier ihren Ursprung.

Neben dem vorgeburtlichen Qi speichern die Nieren den Produktionsüberschuss von nachgeburtlichem Qi und Säften. Werden zuwenig Säfte erzeugt, kommt es zu einem Nieren-Yin-Mangel, der sich im Laufe der Zeit auf andere Organe ausweiten kann.

Die Ausscheidungsfunktion der Blase ist im wesentlichen von einer gesunden Nierenfunktion abhängig. Eine Ausnahme bildet die bereits beschriebene eher harmlose Blasenentzündung ohne bakteriellen Befund als Folge eines Herzfeuers. Chronische Blasenentzündung ist bei Frauen heute keine Seltenheit. Bei der vorher erwähnten harmlosen Form war die Ursache Zeitdruck und Stress. Eine andere Ursache ist bioklimatische Kälte, die von außen eindringt, was durch eine Nieren-Yang-Schwäche begünstigt wird.

Emotionen und geistige Entsprechungen .

Die fernöstliche Psychologie kennt verschiedene Formen von Angst. Zwei seien hier erwähnt: zum einen die ängstliche Verunsicherung, die mit einer Yang-Schwäche der Nieren einhergeht, und zum anderen die Angst vor dem, was zurückkommt, wenn man Abneigung und Zorn in die Welt setzt.

Ängstlichkeit bei Nieren-Yang-Schwäche entsteht aus allgemeiner Kraftlosigkeit und Erschöpfung heraus. Demgegenüber verleiht die vitale Yang-Kraft der Nieren uns den Willen und den Mut, das Leben mit all seinen Herausforderungen kraftvoll in Angriff zu nehmen und den Schwierigkeiten entgegenzutreten. Auch die Fähigkeit, sich selbst oder andere zu schützen, zeigt sich erst, wenn man zuvor Stellung bezogen hat. Sich vor Verantwortung zu drücken und sozusagen »den Schwanz einzuziehen«, ist ein Verhaltensmuster, das mit einer Nieren-Yang-Schwäche einhergeht beziehungsweise diese begünstigt. »Seinen Mann zu stehen« bedeutet, dass Mann oder Frau sich den Aufgaben oder Konflikten des Lebens stellt. Erst im zweiten Schritt muss dann entschieden werden, ob der Anspruch zu hoch war und man kapituliert, also zu seiner relativen Schwäche steht; oder ob man kämpft, also für seine Sache eintritt.

Von vornherein zurückzuweichen, ist feige und bedeutet meistens, dass man die Verantwortung auf andere abschiebt. Mut dagegen ist die Bereitschaft, für etwas geradezustehen und zu kämpfen – um zu gewinnen, zu verlieren oder einen Kompromiss zu finden. Schließlich geht es darum, die eigene Abwehrkraft und das Yang der Nieren zu stärken, indem man den Dingen ins Auge schaut, Biss entwickelt und Schneid an den Tag legt. Wenn man dann erkennt, dass »der Gegner« die besseren Argumente oder mehr Macht hat, kann man sich, ohne das Gesicht zu verlieren, zurückziehen und dankbar anerkennen, dass man etwas dazugelernt hat.

Ständig auf Konfrontationskurs zu gehen, um sich und anderen zu beweisen, dass man besser ist, deutet darauf hin, dass man sich im Grunde genommen nicht gleichrangig fühlt, und ist Teil des Macho-Gehabes, das heutzutage bei Frauen genauso häufig anzutreffen ist wie bei Männern. Der weise chinesische Spruch »Wahrhaft siegt, wer nicht kämpft« entspricht dagegen der vorsorgenden Lebensführung der Chinesen, die sich von vornherein stark machen, um im Falle einer Attacke – sei es nun auf die Gesundheit oder auf die Persönlichkeit – gewappnet zu sein, so dass der Angriff abprallt. Die Gelassenheit, mit der manche Menschen Kritik als Möglichkeit für ihre Entwicklung sehen und annehmen können, ist Ausdruck einer Stärke, die man erlangt, indem man innere Ruhe kultiviert. Äußerst dienlich für dieses Ziel ist eine starke Mitte, die den Organismus gut nährt. Die satte Zufriedenheit eines wohlgefüllten Bauches – so banal dies auch klingen mag – ist eine ausgezeichnete Grundlage für eine gesunde körperliche und psychische Abwehr, die dafür sorgt, dass die Türen im Ernstfall fest verschlossen sind.

Bei der zweiten Form von Angst ist die Grundlage Zorn. Wenn wir es immer wieder zulassen, dass uns Zorn, Ärger, Missgunst oder Abneigung überkommen, entwickelt sich innere Hitze im Bereich von Leber und Gallenblase. Auf Dauer fühlt man sich ausgebrannt und leer, ein Zustand, der direkt nach einem Zornausbruch oftmals auch deutlich spürbar ist. Die geistigen Eindrücke von der Negativität, die man in die Welt geschickt hat, führen schließlich dazu, dass man sich unsicher und bedroht fühlt und meint, sich gegen die Welt wappnen zu müssen. Dann ist es kein Wunder, wenn man immer wieder aufs neue Gründe findet, sich aufzuregen oder zu ärgern. Ursächlich kann man annehmen, dass der Mangel an Vertrauen in die Welt bereits in der Kindheit entwickelt wurde.

Um diese Angst zu überwinden und zur eigenen inneren Stärke zu finden, ist es nötig, die feindliche Haltung aufzugeben. Damit dies gelingt, muss man bereit sein zu sehen, dass es neben dem eigenen, starren Blick auf das, was einen am anderen stört, noch viele Möglichkeiten gäbe, die Dinge so zu sehen wie sie tatsächlich sind. Und dies setzt wiederum voraus, dass man die eigenen Gefühle weniger ernst nimmt. In einem Moment ist man froh, und alle sind nett, dann ist man mies drauf, und überall hakt's. Ist es wirklich die Welt, die diese Gymnastik vollführt? Oder ist es nicht viel eher der eigene Geist, die verbissene Sicht, die plötzlich aus Freunden Feinde macht und uns verleitet, Vertrauen und Zusammengehörigkeit in wenigen Minuten des Zornes zu zerstören? Der Beobachter, das Beobachten und das, was beobachtet wird, sind eins: Wer sauer durch die Welt geht, sieht und findet immer und überall Gründe, sauer zu sein. Wer wohlwollend hinausschaut in die Welt, sieht und findet immer und überall Gründe, froh und wohlwollend zu sein. Aus dieser Sicht ist das Klügste, was man tun kann: die kurzen Momente, in denen man die schwarze Brille trägt, so wenig ernst wie möglich zu nehmen.

Um der Gewohnheit, aggressiv zu sein, Herr zu werden, ist es wichtig, einmal deutlich die Erfahrung zu machen, dass Emotionen eine sehr windige Angelegenheit sind und ihre Kraft vor allem daraus beziehen, dass wir uns so stark mit ihnen identifizieren und sie so sehr wichtig nehmen. Gelänge es nur ein einziges Mal, die Regenwolke kommen zu sehen, anschließend zu beobachten, wie sie vorüberzieht und danach wieder die Sonne scheint, hätte das Jahr bald viel mehr Sonnentage.

Das ist nicht dasselbe wie Verdrängen. Im Gegenteil geht es darum hinzuschauen, den Feind als den eigenen Zorn oder Neid zu identifizieren und diese Kraft in eine Arbeit zu stecken, die man sowieso schon lange vor sich hergeschoben hat.

Sie denken vielleicht:»Das ist einfach gesagt!« Stimmt, in der Praxis ist das gar nicht so einfach, aber es geht. Probieren Sie es aus. Wenn Sie wieder einmal kurz davor sind, Ihre teure chinesische Vase zu zerdeppern, setzen Sie sich hin, und falten Sie die

Hände. Nein, nicht um zu beten – um zu verhindern, dass Sie doch noch nach der Vase greifen. Schließen Sie die Augen. Ich versichere Ihnen, was Sie jetzt erleben, ist genauso spannend wie ein live miterlebter Vulkanausbruch. Erst sehen Sie nur Feuer. Versuchen Sie jetzt, herauszufinden, wo das Zentrum des Feuers sitzt: im Kopf, im Brustkorb oder in den Füßen. Lassen Sie sich Zeit, und schauen Sie hin. Das Feuer wird schwächer, Sie können wieder atmen. Es entsteht wieder Raum. Das Feuer ist verschwunden. Wie fühlen Sie sich jetzt? Mit etwas Glück und wenn Sie richtig zornig waren: sehr gut. Und nicht nur wegen der heilen Vase, die immer noch neben Ihnen steht.

Wenn man dann immer öfter erlebt, wie Zorn entsteht und sich wieder auflöst, verliert er mit der Zeit ganz von selbst an Kraft und Macht über einen. Als Resultat entsteht innere Stärke; und auch die Freunde kommen wieder zu Besuch, weil sie sich jetzt in Ihrer Nähe sicher fühlen.

Um sich in eine solche Erfahrung hineinzubegeben, braucht es Mut und eine gute Portion innere Stabilität. Es kann durchaus ratsam sein, sich der Begleitung eines Beraters oder einer Therapeutin anzuvertrauen, um erste Erfahrungen in einem geschützten Rahmen damit zu machen. Ziel einer Therapie sollte jedoch sein, die liebevollen, kreativen Anteile im Menschen zu enthüllen. Dies gilt überhaupt für den Umgang mit Menschen. Wer auf die Qualitäten achtet, sieht Menschen, die ihr Potential entwickeln und wer auf die Fehler schaut, sieht überall Stümper. Wer im Menschen den Freund sieht, fühlt sich in der Großfamilie der Menschen zu Hause und braucht keine Angst zu haben.

Die Kraft der Nieren stärken

Angst ebenso wie Aggression sind Schutzmechanismen, die uns vor Übermut und vor äußeren Gefahren bewahren sollen. Gesunden Mut und Vertrauen gilt es zu trainieren, wenn man die Kraft der Nieren stärken will: Seien Sie mutig, riskieren Sie etwas. Springen Sie im Sommer mal über einen Bach, auch wenn Sie nicht ganz sicher sind, dass Sie hinüberkommen. Sprechen Sie eine Person einfach mal an, mit der Sie schon immer Kontakt haben wollten, sich aber nicht trauten. Was kann schon passieren? Wenn Sie eine Abfuhr bekommen, wissen Sie wenigstens, wie Sie dran sind. Und eine positive Reaktion stärkt ihr Selbstbewusstsein. Was macht einen Menschen erfolgreich? Er tut und wagt Dinge, die andere nicht tun oder wagen. Sei es, dass er von Natur aus mutig und fleißig ist, also gute Nieren hat. Oder aber er hat immer wieder seine Angst überwunden, seine Abneigung bezwungen und dadurch seine Nieren, sein Selbstbewusstsein und seine Gelassenheit gestärkt. Ein gesundes Maß an Selbstdisziplin und Mut stärkt die Nieren, Übermut gefährdet das Leben und der eigenen Ängstlichkeit und Bequemlichkeit nachzugeben, führt zu einem eher langweiligen Leben. Die Niere liebt Härte. Sie braucht eine gewisse Spannung, im alltäglichen Leben ebenso wie in Liebesbeziehungen. Sexuelle Freude, intensive Nähe und Zärtlichkeit auf der Basis einer guten Beziehung zu teilen, ist die beste Nierenmedizin.

Der bioklimatische Faktor Kälte

Als Gegenreaktion auf eingedrungene äußere Kälte entsteht im Körper normalerweise Hitze, die sich als Fieber, Blasen- oder Nierenentzündung äußern kann. Vorgeschädigte Nieren bilden immer eine Schwachstelle. Deshalb sollte man es nach Möglichkeit nicht soweit kommen lassen. Die innere Prädisposition dafür, dass Kälte in den Körper eindringen kann, ist ein Qi- oder Yang-Mangel, oder anders gesagt: eine Abwehrschwäche. Qi und Wärme sind der Schutzschild gegen äußere Kälte. Sie werden durch zwei Faktoren erzeugt: Bewegung und Ernährung, wobei Bewegungsmangel relativ gut durch erwärmende Nahrungsmittel ausgeglichen werden kann. Ein bereits eingetretener Qi- oder Yang-Mangel kann jedoch bei anhaltender, einseitig abkühlender Ernährung durch Bewegung nicht mehr ausgeglichen werden. Wenn Sie bereits unter Kälte leiden und leicht frieren, sollten Sie sich ganz besonders vor kalter Witterung durch entsprechende Kleidung schützen. Kälte dringt über die Füße und den unteren Rückenbereich in den Organismus ein. Die Füße und den unteren Rücken warm zu halten, ist eine gute Vorsichtsmaßnahme, um das Eindringen äußerer Kälte zu verhindern. Der Yang-Mangel und die Kälteempfindlichkeit werden auf diese Weise natürlich nicht behoben. Dazu ist es nötig, das Qi und das Yang mit Hilfe neutraler und erwärmender Nahrungsmittel wieder aufzubauen und den Nierenbereich warm zu halten, insbesondere im Winter. Dafür ist ein Schafsfell im Bett ideal das den unteren Rückenbereich wärmt.

Der salzige Geschmack

Schwarze Nahrungsmittel wie Meeresalgen und schwarze Sojabohnen werden dem Wasserelement zugeordnet, des weiteren alle Meeresfrüchte und Hülsenfrüchte, weil sie eine energetische Wirkung auf die Nieren haben.

Salzig wirkt abführend, schleimlösend und aufweichend. Bereits in kleinen Mengen vermehrt es die Körpersäfte und bindet sie an der richtigen Stelle. Zuviel denaturiertes Kochsalz anstelle von natureinem, ökologischen Salz bewirkt genau das Gegenteil. Der Körper trocknet aus und verhärtet, wird also steif, ebenso die geistige Einstellung. Menschen, die sehr salzig essen, brauchen einen Ausgleich, um den Körper wieder zu befeuchten. Dies geschieht durch mildsüße saftige Zutaten aus dem Erd-Element. Über den Fütterungszyklus wirkt sich die Austrocknung des Nieren-Yin durch zuviel Salz auf Leber und Gallenblase aus. Innere Anspannung und emotionale Gereiztheit sind die Folgen. Süßes entspannt; deshalb werden die Ernährungsgewohnheiten vieler Menschen von dem Wechsel zwischen den Extremen Süß und

Salzig bestimmt, indem sie beispielsweise tagsüber Schokolade und abends Kartoffelchips essen.

Ein weiteres merkwürdiges Paar bilden Salz und Alkohol. Die Flüssigkeit im alkoholischen Getränk ergänzt zunächst die durch zuviel Salz entzogene Feuchtigkeit. Außerdem wird überschüssiges Salz zusammen mit der Flüssigkeit ausgeschieden. Nichtsdestotrotz wirkt Alkohol schon in geringen Mengen austrocknend. Andererseits löst Alkohol emotionale Anspannungen manchmal in so hohem Maß, dass der Mensch sentimental wird und die emotionale Instabilität durch eine künstliche Verhärtung mit Hilfe von Salz wieder ausgeglichen werden muss. Um aus diesem Teufelskreis auszubrechen, sollte zunächst der Salzkonsum eingeschränkt werden. Das übermäßige Bedürfnis nach Süßem und nach Alkohol lässt sich dann leichter in den Griff kriegen.

Alle Fische und Meeresfrüchte gehören zum Wasserelement. Generell kann man sagen, dass Meeresfische eher erwärmend und Süßwasserfische eher neutral sind.

Shrimps sind thermisch warm, und Krabben sind kalt. Die Gewohnheit, einen Shrimpscocktail auf der Speisekarte als Krabbencocktail zu bezeichnen, ändert nichts an der Tatsache, dass die kleinen rosa-weißen, wurmähnlichen Tiere Shrimps und keine Krabben sind. Krabben sind rund und haben einen Panzer und mehrere Beine wie ein Krebs.

Meeresalgen, Krabben, Krebs, Miesmuschel und Kaviar gelten als kalt. Hülsenfrüchte sind erfrischend oder neutral, die Mungbohne ist kalt. Salzig-warme Nahrungsmittel stärken das Yang der Nieren, wovon der Mittlere und der Obere Erwärmer profitieren. Die salzig-neutralen Hülsenfrüchte sind ein hochwertiges, sättigendes Nahrungsmittel und stärken das Qi. Salzig-Erfrischendes baut die Säfte der Nieren und des gesamten Organismus auf. Die sehr kalten Meeresalgen schützen vor übermäßigem Nierenfeuer und über den Kontrollzyklus vor Herzhitze, die mit innerer Unruhe und Schlafstörungen einhergeht. Algen sind außerdem ein wichtiger Lieferant von vielen Mineralien. Aufgrund ihrer nach unten leitenden und sehr kalten Wirkung dürfen sie im Fall eines Yang-Mangels der Niere nicht verwendet werden. Das gleiche gilt für einen ausgeprägten Milz-Yang-Mangel, der mit Kältesymptomen einher geht.

Die Rolle des Trinkwassers

Mineralwasser ist salzig-kalt. Einige sogenannte Heilwässer sind so salzig, dass man sie fast nicht trinken kann. Wenn Sie häufig nachsalzen, weil Ihnen das Essen zu fad schmeckt, untersuchen Sie doch mal den Natriumgehalt Ihres Mineralwassers zu Hause. Wenn er relativ hoch ist, ist es kein Wunder, dass Sie häufig zum Salzfass greifen.

Ich werde oft gefragt, was man nur trinken solle, um auf drei Liter Flüssigkeit täglich zu kommen. Diese unsinnige Regel von den drei Litern ist tatsächlich weit verbreitet, und viele Menschen zwingen sich, salziges, kaltes »Heilwasser« zu trinken, obwohl sie gar keinen Durst haben - noch dazu im Glauben, das sei gesund. Natürlich muss der Mensch trinken, aber wieviel für ihn gut ist, ist individuell völlig unterschiedlich. Wer sich von würzigen Fleischwaren, salziger Wurst und Geräuchertem ernährt und gerne Alkohol trinkt, wird unschwer auf drei Liter Flüssigkeit am Tag kommen, weil er großen Durst hat. Machen jedoch Gemüse, Salat und Kompott den Großteil der Ernährung aus, hat man viel weniger Durst. *Bei einem Milz-Qi-Mangel mit Feuchtigkeit* ist das Bedürfnis zu trinken sehr gering. Durch den verminderten Durst schützt sich der Körper vor zusätzlicher Wasseransammlung im Gewebe. *Bei einem Yin-Mangel oder Blutmangel* kann das Bedürfnis zu trinken ebenfalls vermindert sein. Obwohl man Durst hat und dem Körper Flüssigkeit fehlt, übergeht man ihn. In diesem Fall ist es günstig, wenn man eine Thermoskanne mit heißem Wasser vor sich hinstellt und immer wieder kleine Schlucke trinkt. Entscheidend für den Aufbau der Körpersäfte ist neben dem Trinken jedoch in hohem Maß der Verzehr von saftigen, frisch zubereiteten, kurz gekochten Gemüsen und Kompott. Wer auf diese Weise seine Säfte nährt, führt dem Körper nicht nur Wasser, sondern auch Vitalstoffe zu, die im Verbund der ganzen Pflanze – im Gegensatz zu Extrakten – gut verstoffwechselt werden können. Bei künstlich angereichertem Mineralwasser ist dies jedoch nicht der Fall.

Wer glaubt, überschüssige Flüssigkeit werde einfach ausgeschieden, ohne den Körper zu belasten, befindet sich im Irrtum. Zuviel Trinken belastet aus westlich-medizinischer Sicht die Nieren, denn sie müssen alles Getrunkene filtern und ausscheiden. Übermäßiges Trinken von kalten und umso mehr von eisgekühlten Getränken führt erfahrungsgemäß auf Dauer zu einem Nieren-Yang-Mangel. In den USA, wo dies eine ständige Gewohnheit ist, wurden bereits vor Jahren in der Werbung eine Art Slip-Einlagen für Frauen angeboten, die anscheinend dazu neigen sich »gesundheitsbewusst« mit kalter Rohkost zu ernähren und dadurch unter Harninkontinenz leiden. Inzwischen gibt es diese Einlagen auch in Europa und sehr schön geformt ebenso für den Mann. Männer, hört lieber auf Eure Frauen und ernährt Euch gesund!

Gutes Leitungswasser enthält genau die richtige Dosis Mineralien. Das ist in den meisten Regionen Mitteleuropas der Fall. Insektizide, Pestizide und Chlor stellen das Hauptproblem bei der Verschmutzung des Wassers dar. Davor kann man sich schützen, indem man einen Wasserfilter benutzt. Beachten Sie dabei, dass Geräte, die Kalk entfernen, die meisten Mineralien gleich mit herausfiltern, was natürlich nicht Sinn der Sache ist. Außerdem gibt es Geräte, die das gefilterte Wasser mit Kohlensäure versetzen, so dass man auf den Sprudeleffekt nicht verzichten muss. Weitere Vorteile: Man braucht keine Flaschen mehr zu schleppen, und der Umwelt ist auch gedient, denn der Transport von Wasser und Flaschen ist umweltbelastend.

Die Spreu vom Weizen trennen und genießen!

Hände weg von Industrieprodukten

Industriell hochgradig verarbeitete und durch Bestrahlung haltbar gemachte Nahrungsmittel, tiefgefrorene oder in der Mikrowelle aufgetaute, erhitzte oder zubereitete Speisen und Getränke sind nicht geeignet, dem Menschen als Nahrung zu dienen.

Ich möchte vorab darauf hinweisen, dass von diesen Aussagen allein schon deshalb eine erhebliche Anzahl industriell gefertigter Produkte und Zutaten betroffen sind, weil sie – wie beispielsweise Butter – tiefgefroren oder zu irgendeinem Zeitpunkt bei der Herstellung der Mikrowellenbestrahlung ausgesetzt werden.

Im Laufe der Jahre bin ich von Berufs wegen auf eine große Fülle von Informationen gestoßen, welche die gesundheitsschädigende Wirkung von Nahrung belegen, die aus konventionell industriellen Lebensmittelbetrieben stammt. Dies betrifft den Anbau von pflanzlicher Nahrung, deren Weiterverarbeitung, die Aufzucht von Tieren, die der Herstellung von Fleisch, Wurstwaren und Milchprodukten dienen, die Aufzucht von Fischen, die schlechte Qualität der Gewässer, aus denen Meeresfrüchte stammen, sowie die Qualität von Zusatzstoffen, wie beispielsweise von Konservierungsmitteln, synthetischen Aromastoffen und so weiter. Da es im einzelnen nicht möglich ist, nachzuvollziehen, wie gesundheitsschädlich ein Produkt – sei es Mehl oder Wurst – aus dem konventionellen Angebot eines Lebensmittelgeschäftes ist, empfehle ich allen, denen ihre Gesundheit am Herzen liegt, Nahrungsmittel weitgehend aus dem Naturkostfachhandel und vom

Biobauern zu beziehen. Ein Argument, das mir bei dieser Aufforderung häufig entgegengehalten wird, ist die Preisfrage. Natürlich ist hochwertige Nahrung entsprechend teurer als minderwertige, weil ihre Produktion und Lagerung aufwendiger ist. Aber summa summarum ist eine Ernährung mit Nahrungsmitteln, die nach dem schmecken, was sie darstellen, und bei der Grundnahrungsmittel wie Vollkorngetreide und Hülsenfrüchte einen guten Teil ausmachen, nicht teurer. Denn sie bewirken eine Sättigung und Zufriedenheit, die mit der Zeit dazu führt, dass sich Ernährungsgewohnheiten ändern und vieles wegfällt, wofür man früher eine Menge Geld ausgegeben hat. Es überrascht, dass viele Menschen sehr wohl bereit sind, größere Summen für die Qualität dessen zu investieren, womit sie sich umgeben, was sie auf die Haut auftragen oder an ihren Körper hängen. Aber sie knausern, wenn es um das geht, was sie in sich hineintun und woraus sich ihr Organismus immer wieder neu entwickelt. Das ist ausgesprochen unökonomisch; und das nicht nur, weil ein gesunder Körper mehr Leistung und Freude produziert als Krankheitskosten. Er ist auch attraktiver und schöner, und es braucht weniger aufwendige Hilfsmittel, um ihn attraktiv erscheinen zu lassen.

Typische Fälle aus meiner Praxis für Ernährungsberatung

Zunächst aber möchte ich kurz meine eigenen Erfahrungen darstellen, die mich schon vor Jahren dazu gebracht haben, Informationen zu diesen Themen zu sammeln. Drei Fälle aus den Anfängen meiner Praxis als Ernährungsberaterin machten mir erstmals die negativen Auswirkungen von tiefgefrorener und mikrowellenerhitzter Nahrung besonders deutlich:

Im ersten Fall handelte es sich um eine ernährungsbewusste Frau mittleren Alters, bei der ich eine stark ausgeprägte Qi-Schwäche der Milz mit massiven Verdauungsproblemen feststellte, des weiteren einen Nieren-Yang-Mangel und eine Abwehrschwäche. Ich konnte mir den Befund in keiner Weise erklären, denn die

Grundkonstitution dieser Frau war kräftig, ihre Ernährung bestand aus hochwertigen, ausschließlich im Naturkostladen eingekauften Nahrungsmitteln, und darüber hinaus war sie eine begeisterte Köchin. Eine ähnlich massive Schwäche des Qi der Mitte hatte ich vorher lediglich bei Menschen beobachtet, die entweder eine schwache Grundkonstitution hatten oder deren Nahrung aus Fast Food, Süßigkeiten, Kaffee, Cola usw. bestand. Des Rätsels Lösung trat erst dann zutage, als ich mit ihr die Vermeidensliste durchsprach und wir zu dem Punkt »Tiefkühlkost« kamen. Ganz erstaunt darüber, dass daran etwas falsch sein könnte, erzählte sie mir, dass sie als berufstätige, alleinstehende Frau einmal im Monat einen Großeinkauf mache. Anschließend verstaue sie alles – vom Brot über Butter bis hin zum Gemüse – in der Tiefkühltruhe, aus der sie es bequem herausnehmen und weiterverarbeiten könne. Ein Mikrowellengerät besaß sie nicht, da ihr dieses schon von vornherein suspekt war – wie übrigens vielen anderen ernährungsbewussten Menschen auch. Schweren Herzens ließ sie sich darauf ein, für eine Weile frische Nahrungsmittel zu verwenden, um den Unterschied festzustellen. Bereits nach wenigen Wochen rief sie mich an, um mir mitzuteilen, dass sie ihre Tiefkühltruhe verschenkt hätte, weil sich ihre Verdauungsbeschwerden schon nach kurzer Zeit wesentlich gebessert hätten und sie sich viel vitaler fühle.

Der zweite Fall machte mich zunächst ebenso stutzig wie der erste: Beide Partner eines Ehepaares litten unter denselben massiven Verdauungsbeschwerden und zeigten eine starke Nieren-Yang-Schwäche. Der Mann hatte darüber hinaus etliche weitere Erkrankungen. Das Verwunderliche war jedoch: Sie betrieben einen Biobauernhof – in enger Nachbarschaft mit Verwandten, die ebenfalls Biohöfe bewirtschafteten. Ihre Nahrungsmittel stammten fast ausschließlich aus der eigenen Herstellung. Alle drei Monate wurde auf einem der Höfe geschlachtet und Brot gebacken. Brot und Fleisch wanderten zusammen mit einem Großteil der Gemüse- und Obsternte in die Tiefkühltruhe. Die gute Ware wurde – ohne Mikrowellengerät – aufgetaut und verzehrt. Ich erinnere mich noch gut, dass ich dieses Ehepaar mit gemischten Gefühlen verabschiedete. Obwohl ich ihnen die Vorteile von guten Konservierungsmethoden wie Einwecken und Vakuumieren vor Augen geführt hatte, wusste ich doch, was für ein zusätzlicher Arbeitsaufwand es für sie bedeuten würde, auf die Tiefkühltruhe zu verzichten.

Im dritten Fall kamen ein vierjähriges Mädchen und seine Mutter zu mir. Die Kleine war das Jüngste von vier Geschwistern, und bei ihrer Geburt war ein Mikrowellengerät angeschafft worden. Schlichtweg alles, was dieses Kind als Baby und Kleinkind zu essen bekommen hatte, war in diesem Gerät erhitzt worden. Die Mutter hatte sogar oftmals ihre eigene Milch abgepumpt und tiefgefroren, so dass der Vater sie in der Mikrowelle erhitzen und verabreichen konnte. Die Frau suchte Hilfe, weil ihre Jüngste im Unterschied zu den drei anderen ständig erkältet und müde war und von klein auf häufig unter Blähungen und Bauchkrämpfen litt. Äußerlich auffallend waren das blasse Gesicht und die dunklen Ringe unter ihren Augen. Als ich den Zusammenhang zwischen der Schwäche des Kindes und der Mikrowellennahrung aufklärte, rechnete die Mutter zurück, denn auch sie hatte angefangen, unter Verdauungsbeschwerden zu leiden, die mit der Zeit immer plagender geworden waren: Sie stellte fest, dass diese Probleme ziemlich genau dann begonnen hatten, nachdem zu Hause etliche Mahlzeiten in der Mikrowelle erhitzt worden waren. Die anderen Kinder, die zumindest in den ersten Lebensjahren noch mit frischer Muttermilch und konventionell erhitzter Nahrung großgeworden waren, hatten die Mikrowellenkost bisher besser verkraftet als die Jüngste, wohl weil sie eine stabile Grundlage von guter Kinderernährung mitbekommen hatten. Das Mikrowellengerät wanderte selbstverständlich sofort in den Keller, wo es nun sein sinnloses Dasein fristet, denn weiterverschenkt würde es ebenfalls nur Schaden anrichten. Die Verdauungsbeschwerden besserten sich bei Mutter und Tochter bald, ein Zeichen dafür, dass das Qi der Milz sich erholte. Ob das Kind jemals die Konstitution seiner Geschwister erlangen wird, ist jedoch fraglich.

Mein Verständnis von der Unverträglichkeit von Tiefkühlkost ist folgendes: Beim langsamen Tieffrieren werden molekulare Strukturen und Zellwände verändert und zerstört, wodurch ein Teil des Qi der Nahrung verlorengeht. Dieses Qi steht daher nicht mehr zur Verfügung, wenn es darum geht, dass das Nahrungsmittel richtig verdaut wird. Junge Menschen, die noch viel vorgeburtliches Qi haben, leiden in der Regel nicht so sehr unter den direkten Auswirkungen von Tiefkühlkost. Ältere Menschen dagegen spüren deutlich – anhand von Völlegefühl und Blähungen – der Milz-Qi-Mangel, der durch die unbekömmliche Nahrung hervorgerufen wird. Insbesondere tiefgefrorenes Fleisch verursacht Beschwerden und eine langfristige Schwächung des Milz-Qi: Es passiert aufgrund der erschwerten Verdauung den Darm nur langsam, was zur Entwicklung von Fäulnisbakterien und somit zu Übersäuerung und toxischen Ablagerungen führt.

Aus der Sicht der TCM ist dieses Geschehen eine Ursache für die Entstehung von Feuchter Hitze, die mit übelriechenden Blähungen und Stühlen einhergeht. Bei jungen Menschen äußert sich Feuchte Hitze häufig als Akne. Neben Tiefkühlpizza und ähnlichem, können Süßigkeiten, fette denaturierte Speisen wie Pommes frites und Wurst vom Schwein, sowie auch Käse Verursacher dieser unschönen Hauterscheinung sein.

Die Anwendung der Geschmacksrichtungen

Eine abwechslungsreiche, kreative Ernährung bewahrt vor Langeweile und vor allzu festen Strukturen. Ebenso wie sich der Mensch in verschiedenen Lebensphasen ändert, variieren die Bedürfnisse des Körpers, sogar jedes Jahr mehrmals, im Verlauf der Jahreszeiten. Benutzen Sie Ihre fünf Sinne, vor allem den Geschmackssinn und nehmen Sie wahr, was um Sie herum geschieht. Dann werden Sie viel leichter die Signale Ihres Körpers verstehen, der ständig bemüht ist, sich der neuen Situation anzupassen. Wenn Sie beispielsweise oft ein starkes Bedürfnis nach süßem Geschmack haben, nehmen Sie nicht jedesmal das erste beste, was Sie kriegen können. Schauen Sie einmal auf die Nahrungsmittellisten, und essen Sie ein bis zwei Wochen lang möglichst viele mildsüße, Qi-reiche Nahrungsmittel wie Kürbis, Karotten, Hirse, Trockenfrüchte, Nüsse. Stärken Sie die Milz mit Fett, Eiweiß und Kohlenhydraten je nachdem, was Sie für ein Stoffwechsel-Typ sind und gönnen Sie sich ein warmes Frühstück. Sie werden sich wundern, wie schnell der Heißhunger auf Schokolade und andere Süßigkeiten verschwindet, wenn Ihr Körper bekommt, was er wirklich braucht.

Eine junge Schriftstellerin kam zu mir in die Ernährungsberatung. Sie war so erschöpft, dass sie jeden Tag einen Mittagsschlaf einlegen musste. Als Vegetarierin war sie der Meinung, viele Milchprodukte essen zu müssen, um ihrem Körper genügend Eiweiß zuzuführen. So aß sie jeden Tag ein Pfund Quark. Sie war nahezu entsetzt, als ich ihr sagte, sie solle die Milchprodukte eine Weile ganz weglassen. Nachdem ich ihr einige Erdnahrungsmittel und Proteinlieferanten empfohlen hatte, war sie bereit, es auszuprobieren. Nach drei Wochen rief sie mich an: Sie habe die ganze Zeit über völlig auf Milchprodukte verzichtet und sich sehr wohl damit gefühlt. Gestern habe sie zum ersten Mal wieder Quark gegessen. »Nach zwei Scheiben Brot mit Kräuterquark war ich wieder total müde. Mein Körper wurde so schwer, dass ich mich sofort hinlegen und schlafen musste.« Diese starke Reaktion, Folge eines schwachen Milz-Qi, ist nicht die Regel. Aber sie zeigt, wie einfach es ist, selbst herauszufinden, was gut tut, wenn man die täglichen Gewohnheiten einmal in Frage stellt und etwas verändert. Kehren Sie ruhig immer mal wieder zu Ihren alten Gewohnheiten zurück, und freuen Sie sich über die Erfolge, die Sie bereits bei sich feststellen konnten.

Kochen mit den fünf Geschmacksrichtungen

Um das ganze Jahr über ausgewogen essen zu können, gibt es einige einfache Richtlinien, die Ihnen helfen, die Qual der Wahl zu erleichtern.

- Erdnahrungsmittel mit ausreichend Eiweiß und Kohlenhydraten sowie Fett bilden immer die Grundlage für eine anhaltende Sättigung und den Aufbau der Körpersubstanz.
- Die fünf Geschmacksrichtungen sollen alle Organe ausgewogen versorgen. Darum ist es so wichtig, dass alle fünf Geschmäcker, sauer, bitter, süß, scharf und salzig in einer Speise vertreten sind. Wenn Sie die Gerichte mit verschiedenen Gewürzen und Kräutern zubereiten, haben Sie dieses Ziel schnell erreicht. Und kombinieren Sie Gemüse- und Salatsorten aus verschiedenen Elementen miteinander. Dann können Sie sicher sein, dass Sie rundum gut versorgt sind.
- Achten Sie auch auf die Farben. Ein Gericht, in dem alle fünf enthalten sind, regt das Qi an und sieht sehr appetitlich aus: etwa gelbe Hirse und Polenta, roter Paprika, weißer Reis, Sellerie und Rettich und die vielen grünen Gemüse und Blattsalate wie Broccoli, Spinat und Rucola usw.

Kochen nach Jahreszeit

Um die Einflüsse der Jahreszeit zu nutzen oder auszugleichen, dürfen jeweils einzelne Geschmacksrichtungen und thermische Wirkungen betont werden. **Es wäre jedoch eine unzulässige Vereinfachung, im Frühling vorwiegend sauer, im Sommer überwiegend bitter, im Spätsommer viel süß, im Herbst übermäßig viel scharf und im Winter größtenteils salzig zu essen.**

- Im Frühling, sagen die Chinesen, überwiegen Qi und Wind; es besteht die Gefahr einer Austrocknung. Außerdem ist der Frühling die richtige Zeit, um Leber und Gallenblase zu stärken. Bevorzugen Sie jetzt Nahrungsmittel, die einen Holzanteil haben, um die Körpersäfte zu ergänzen und zu bewahren: grüne Gemüse, Blattgemüse, Sprossen, Salat, frische Kräuter und vollreifes Obst. Verwenden Sie häufiger Weizen, Dinkel, Grünkern, kleine Mengen Sauermilchprodukte und Geflügel. Nach der gehaltvollen Winterkost mit Fleisch und Hülsenfrüchten sind nun etwas leichtere Gemüse-Getreide-Gerichte angesagt, die den Organismus entgiften und ihm Beweglichkeit verleihen.

- Im Sommer dominiert Hitze. Verwenden Sie jetzt mehr yinisierende Kochmethoden, erfrischende Gemüse, Pilze, gedünstete Tomaten, Blattsalate, Sprossen, Obst und Fleisch möglichst in kleinen Mengen. Bereiten Sie Salate aus gekochten Gemüsen zu, da diese bekömmlicher sind als Rohkost. Heiße Getränke und Speisen machen die Sommerhitze erträglich, weil so die Diskrepanz zwischen den Temperaturen innen und außen gering gehalten wird. Dies ist einer der Gründe, warum in heißen Ländern auch im Sommer reichlich scharfe Gewürze Verwendung finden. Außerdem reagiert der Organismus gerade in der heißen Jahreszeit auf eisgekühlte Speisen und Getränke besonders empfindlich, da sie eine schockartige Abkühlung des Magens und der Milz bewirken. Es ist also auch im Sommer in keiner Weise empfehlenswert, Eiskaltes zu sich zu nehmen. Im ersten Moment mag eine heiße Tasse Früchtetee, Zitronenwasser oder ein scharfes Gericht eine Hitzewelle auslösen, aber danach wird die äußere Hitze um so erträglicher.

• Im Herbst überwiegt Trockenheit, auch wenn man äußerlich in unseren Breitengraden davon nichts merkt. Im Körperinneren jedoch herrscht Herbststimmung. Dort ziehen sich die Säfte zurück, so dass Lunge und Dickdarm zu Trockenheit neigen, die sich in trockenem Husten oder Verstopfung bemerkbar machen kann. Reis, Rettich, Radieschen und weiße Gemüse wie Kohlrabi, Blumenkohl und Schwarzwurzeln stärken und schützen die Metallorgane. Gleichzeitig sollte der Organismus auf die kalte Jahreszeit vorbereitet werden, indem man die Abwehr stärkt. Hierzu verwendet man Lauch, Zwiebeln, frischen Ingwer, andere scharfe Gewürze und Lammfleisch. Der Eiweißanteil der Speisen kann nun mittels Fleisch, Fisch, Eiern, Hülsenfrüchten und Nüssen wieder erhöht werden, und kräftige Suppen und Eintöpfe bieten eine nahrhafte Grundlage, um widrigen Witterungsbedingungen zu trotzen.

• Im Winter herrscht Kälte vor. Bevorzugen Sie nun yangisierende Kochmethoden und thermisch warme Nahrungsmittel, Gewürze und Kräuter. Gleichen Sie sehr warme Speisen jedoch immer mit erfrischenden Gemüsen und Wintersalaten aus. Der Winter ist die richtige Zeit, um Reserven aufzubauen. Dies betrifft im wesentlichen die Knochen, die idealerweise in der kalten Jahreszeit von einer reichlichen Mineralienzufuhr profitieren. Die geeigneten Nahrungsmittel, die auch hervorragend zu Suppen, Eintöpfen und Gerichten mit Hülsenfrüchten passen, sind Meeresalgen. Auch Nüsse sind reich an Mineralien und verfeinern Salate, Kompotte und Gemüsegerichte. Die Walnuss gilt als Nierentonikum. Regelmäßig in kleinen Mengen gegessen, stärkt sie das Yang der Nieren.

Um nach den Jahreszeiten zu kochen, müssen Sie allerdings Ihren *Kalender* ein wenig korrigieren. Wenn im Kalender »Frühlingsanfang« steht, ist der Frühling in Wirklichkeit bereits seit ca. 36 Tagen voll im Gange. Gehen Sie folgendermaßen vor, um den Anfang und das Ende der Jahreszeiten zu bestimmen: Rechnen Sie vom üblichen Frühlings-, Sommer-, Herbst- und Winteranfang 36 Tage zurück und 36 Tage voraus. Dann haben Sie Beginn und Ende der jeweiligen Jahreszeit, die insgesamt 72 Tage dauert. Tragen Sie die Stichtage in Ihren Kalender ein, und achten Sie darauf, was in diesen Tagen draußen mit der Luft und der Natur geschieht. Sie stellen z. b. plötzlich fest, dass gerade in dieser Zeit die Vögel wieder anfangen zu zwitschern und die ersten Triebe aus dem Schnee herausschauen, etwa 36 Tage, bevor der Frühling offiziell anfängt. Seitdem ich diese Zeitrechnung anwende, freue ich mich jedes Jahr aufs neue, dass der Frühling für mich so früh beginnt, und ich genieße es, nach all seinen Anzeichen Ausschau zu halten.

Sie werden merken, dass nun zwischen jeder Jahreszeit ca. 18 Tage übrig sind. Das ist die sogenannte Dojo-Zeit. Das Erd-Element herrscht in diesen Tagen vor und leitet jede Jahreszeit harmonisch in die nächste über. Diese Zeit eignet sich besonders, um die Organe Milz und Magen mit Hilfe von Erdnahrungsmitteln zu stärken und den Organismus mit süß-gelben, kohlehydratreichen Speisen zu nähren.

Der richtige Kalender

Die bei uns gebräuchlichen Übergänge der Jahreszeiten – d. h. die astronomischen Daten von Tagundnachtgleichen sowie Sonnenwenden – variieren von Jahr zu Jahr geringfügig, wie Sie jeweils Ihrem Kalender entnehmen können.

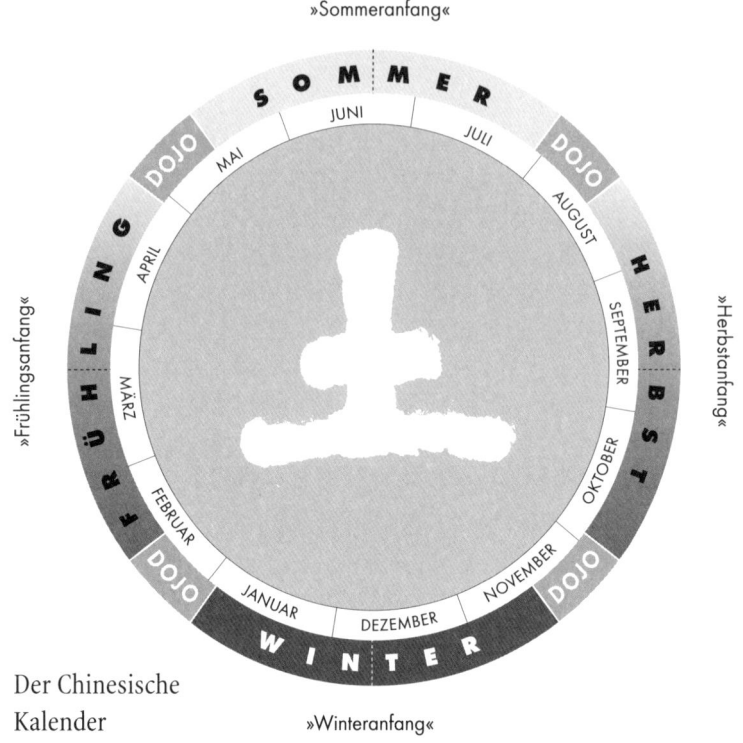

Der Chinesische
Kalender

Das Tüpfelchen auf dem »i«

Eine Besonderheit der Ernährung nach den Fünf Elementen, die
verblüffende Geschmackserlebnisse hervorzuzaubern scheint
und die Bekömmlichkeit der Speisen in erstaunlichem Maß erhöht, möchte ich Ihnen nicht vorenthalten:

Das Kochen im Zyklus der Elemente

Ein Eintopf, eine Fleischsuppe oder ein Gericht mit mehreren Gemüsesorten eignet sich am besten, um mit dieser Kochmethode
vertraut zu werden. Es geht darum, *die einzelnen Zutaten in der*

Reihenfolge des Fütterungszyklus in den Kochtopf zu geben. Dazu ist es natürlich erforderlich zu wissen, zu welchen Elementen die Nahrungsmittel und Gewürze jeweils gehören.

Ich selbst habe mich lange Zeit gegen diese – wie mir schien – obskure und aufwendige Methode gesträubt, obwohl mir immer wieder versichert wurde, dass Speisen, die auf diese Weise zubereitet werden, eine hohe energetische Wirkung haben und immer vorzüglich schmecken. Als ich nach einigen Lehrjahren anfing, die chinesische Ernährungslehre selbst zu unterrichten, wollte ich schließlich doch herausfinden, was an dieser Methode dran ist: Der Ort, an dem mein erstes Experiment stattfinden sollte, war gut gewählt. Ich verbrachte häufig die Wochenenden in einem ehemaligen Bauernhof im Allgäu, den einige Freunde gerade zu einem wunderschönen Seminarhaus umbauten. Am Wochenende kamen immer viele Helfer, und jeder war dankbar, wenn mittags etwas Warmes auf den Tisch kam. Ich schaute also in die Speisekammer und entwarf einen Eintopf nach den Fünf Elementen. Auf ein Blatt Papier schrieb ich die Zuordnung der Zutaten in der richtigen Reihenfolge. Dann konnte es losgehen.

Zuerst wird der Topf erhitzt, ich befinde mich also im Feuer-Element. Dann wird Öl hineingegeben = Erd-Element, nun Karotten, ebenfalls Erde. *In einem Element können verschiedene Zutaten des gleichen Elementes zugegeben werden.* Jetzt warte ich einen Moment und rühre um, bevor ich mit kleingeschnittenem Lauch und Kohlrabi ins Metall-Element gehe. Das Gemüse wird nun angebraten. Im jetzt folgenden Wasserelement gebe ich Salz dazu und rühre wieder um. Da Nahrungsmittel aus dem Holz-Element bei diesem Rezept nicht vorgesehen sind, *ich aber kein Element überspringen darf,* gebe ich einfach etwas Zitronensaft dazu. Das Feuer-Element wird durch eine ordentliche Prise Thymian und ein Glas Rotwein vertreten: wieder umrühren. Ich warte nun, bis die Gemüse fast gar sind. Dann folgt nochmals das Erd-Element mit einem Löffel Honig oder etwas süßer

Sahne, hierauf das Metall-Element mit Pfeffer und Muskat. Am Schluss: mit Salz abschmecken im Wasserelement.

Die Kunst besteht in der richtigen Dosierung der Gewürze. Hat man ein Gewürz vergessen, muss man den Zyklus solange fortführen, indem *sehr kleine Mengen* der jeweiligen Elemente zugegeben werden, bis man in dem Element angekommen ist, aus dem das Gewürz fehlt. Man sollte möglichst kein Element überspringen, *aber man kann einen Schritt zurückgehen.* Merkt man beispielsweise im Wasserelement, nachdem man gerade gesalzen hat, dass noch Pfeffer fehlt, so geht man zurück und gibt Pfeffer dazu. Um nun das Wasserelement nicht zu überspringen, gibt man nochmal eine winzige Prise Salz in den Topf und geht dann weiter ins Holz-Element.

Die Organe des Elementes, in dem man endet, erhalten *angeblich* das meiste Qi, wie es in China heißt. Aber ich kann meine Hand dafür nicht ins Feuer legen und mache mir ehrlich gesagt kaum noch diese Mühe, weil meine Fünf-Elemente-Gerichte so oder so immer lecker schmecken und bekömmlich sind.

Vorgehensweise: Wenn man die Nieren stärken will, geht man so lange im Kreis, bis man im Wasserelement angekommen ist, und gibt hier die letzte Zutat hinzu. Das kann eine winzige Prise Salz sein. Will man die Milz stärken, endet man am besten im Erd-Element. Wie oft man im Kreis geht, scheint keine große Rolle zu spielen.

Mit meinem Eintopf in dem Seminarhaus war ich also im Wasserelement angelangt, als ich das erste Mal probierte. Innerlich darauf eingestellt, noch mehrmals durch den Zyklus wandern zu müssen, um dem Ganzen einen passablen Geschmack zu verleihen, war ich höchst erstaunt über das ordentliche Ergebnis. Obwohl ich in einem riesigen Topf für 30 Personen mit sehr einfachen Zutaten gekocht hatte, war das Gericht gelungen, ohne ein einziges Mal nachzuwürzen. Dazu gab es Vollkornreis mit gerösteten Sonnenblumenkernen. Ich brachte die Töpfe ins Esszimmer und ging einige Minuten an die frische Luft, um mich von der Hitze am Herd etwas abzukühlen. Als ich zurückkehrte, bekam ich begeisterten Applaus. Dieses Erlebnis sollte sich von nun an noch öfter wiederholen. Ich bin auch heute immer wieder überrascht, wie schmackhaft ein ganz einfaches Essen ist und was für eine gute Stimmung während der Mahlzeiten aufkommt, wenn das Gericht in der Reihenfolge der Elemente zubereitet wurde. Auch in vielen Kursen und Beratungen bekomme ich immer wieder die gleiche Bestätigung: *Gerichte, die im Zyklus gekocht sind, schmecken ausgesprochen lecker und sind sehr gut bekömmlich.* Ich bereite selbst meine Salatsoßen, die mir immer besonders am Herzen liegen, in der richtigen Reihenfolge zu.

Experimentierfreudige Teilnehmerinnen von verschiedenen Ausbildungsgruppen haben sich schon mehrfach die Mühe gemacht, das gleiche Gericht zweimal zu kochen: einmal im Zyklus und ein zweites Mal in der Reihenfolge, die sie gewohnt waren. Die Familie oder die Gäste wurden dann gefragt, welche Version die bessere sei. Das Ergebnis war immer eindeutig: Die im Fütterungszyklus gekochten Speisen schmecken besser. Einmal hat mir eine Kursteilnehmerin im Allgäu ein handgeschriebenes Büchlein mit den Rezepten ihrer Großmutter gezeigt. Erstaunlicherweise entsprach die Reihenfolge der Zutaten bei den meisten Rezepten dem Fütterungszyklus.

Wenn es mir gelungen ist, Sie neugierig zu machen, und Sie das Kochen im Zyklus bei sich zu Hause nachvollziehen wollen, bedarf es noch einiger Informationen:

Ein heißer Topf ist Feuer-Element. Wenn Sie nun Fett hinzugeben, befinden Sie sich im Erd-Element.

Rohe Zwiebeln sind Metall-Element. Werden sie jedoch angebraten, verlieren sie ihren scharfen Geschmack und werden süß, d. h. sie wandern *zurück ins Erd-Element* und Sie müssen nochmals eine scharfe Zutat verwenden, um das Metall-Element nicht zu überspringen.

Kaltes Wasser ist Wasserelement. Wenn Sie also einen Topf mit kaltem Wasser aufsetzen, muss die erste Zutat Wasser- oder Holz-Element sein. Warten Sie jedoch, bis das *Wasser heiß* ist oder geben sie heißes Wasser zu einem Gericht dazu, dann befinden Sie sich im *Feuer-Element,* und die nächste Zutat muss Feuer oder Erde sein.

Damit es Ihnen einfacher möglich ist, in dieser Weise zu kochen, sollten Sie sich am Anfang die Reihenfolge der Zutaten aufschreiben. Viele Teilnehmer meiner Seminare und selbst Köche haben die bunte Nahrungsmittelliste in ihrer Küche hängen, um mit einem Blick das Passende auswählen zu können.

Wenn Sie nicht sicher sind, wohin ein Gewürz gehört, zerkauen Sie eine kleine Menge, und gehen Sie nach dem Geschmack, der vorwiegt. Es kann auch eine große Hilfe sein, wenn Sie kleine, bunte Punkte entsprechend den Farben der Fünf Elemente auf Ihre Gewürzdosen kleben.

Ich wünsche Ihnen viel Freude und Erfolg beim Einkaufen und Ausprobieren und einen guten Appetit!

Liebe und Sexualität

 Der gelbe Herrscher fragte das einfache Mädchen:»Ich habe an Lebenskraft eingebüßt und bin aus der Harmonie geraten. In meinem Herzen herrscht keine Freude mehr. Mein Körper ist erschöpft und anfällig geworden. Was soll ich also tun?«

Das einfache Mädchen erwiderte:»Die Ursache für die Schwäche der Männer besteht einzig und allein darin, dass sie alle die Wege für den Umgang des weiblichen mit dem männlichen Element missbräuchlich nutzen. Die Frau ist dem Mann in dieser Hinsicht ebenso überlegen, wie es das Wasser ist, wenn es das Feuer auslöscht. Wenn du das verstehst und es richtig anwendest, wirst du den Kochtöpfen auf den Dreifüßen ähneln, in denen die fünf Geschmacksrichtungen harmonisch abgestimmt werden, so dass eine köstliche Suppe aus Fleisch und Gemüse entsteht. Wer über die Wege des weiblichen und des männlichen Elementes Bescheid weiß, wird der fünf Freuden teilhaftig; wer sie nicht kennt und ihrer nicht achtet, wird sich das Leben verkürzen. Welche Vergnügungen und Freuden könnten doch erfahren und erlebt werden! Wer würde darauf nicht sein Augenmerk richten?«

Fang-Chung-Shu: Die chinesische Liebeskunst

Welche fünf Freuden das einfache Mädchen im speziellen meinte, verriet sie uns leider nicht. Welche Vergnügungen und Freuden jedoch erfahren und erlebt werden können, wenn sich Yin und Yang vereinen, kann sich jeder leicht vorstellen. Was aber meinte das einfache Mädchen, als es sagte, die Frau sei dem Mann überlegen? Wenn Sie jetzt glauben, die Taoisten wären Vorreiter der heutigen Feministinnen gewesen, haben Sie weit gefehlt. Ganz im Gegenteil.

Die alten Chinesen wussten, dass der Mann durch die Ejakulation beim Liebesakt Lebenskraft verliert, während das beim Orgasmus der Frau nicht der Fall ist, so dass die Frau dem Mann deshalb überlegen sei. Außerdem ging man davon aus, dass das Ejakulat die Frau energetisch nährt. Umgekehrt meinte man aber auch, dass eine Frau mit einem starken Yin den Mann nährt, sofern er möglichst wenig ejakuliert. Idealerweise sollte die Vereinigung dem Ziel dienen, die Lebenskraft des Mannes und der Frau zu vermehren. Dies geschieht automatisch durch den Austausch der Säfte und des Qi bei der Vereinigung, solange nicht schwächende Faktoren den Nutzen zunichte machen. Dazu zählen Überanstrengung, Lieblosigkeit oder das Vollziehen des Aktes, bevor beide Partner dafür wirklich bereit sind.

Für den Mann war es ganz selbstverständlich, dass er sich darin übte, seine Lust zu zügeln. Zum einen, damit seine Partnerin den Zeitpunkt erlangte, an dem sie für den Akt bereit war und dann möglichst mehrmals zum Orgasmus kommen konnte; und zum anderen, um seinen Samen, die Lebensessenz, zu bewahren. Auch ließen sich wohlhabende, sehr alte Männer, die zu keiner Vereinigung mehr fähig waren, zwecks Erneuerung ihrer Lebenskraft gerne blutjunge Mädchen zuführen, um von ihnen Qi übertragen zu bekommen, indem die Mädchen mit dem Mann einfach nur im Bett lagen.

Das edelste Ziel der sexuellen Vereinigung war jedoch, die Lebensessenz Jing so sehr zu verfeinern, dass sie im Organismus aufsteigen konnte, um den Geist zu nähren und so der spirituellen Entwicklung zu dienen. Auf die Ejakulation zu verzichten, war außerdem ein Lernprozess, der letztlich dazu führen konnte, dem Mann höchste Freuden und intensive Orgasmen zu bescheren, ohne seinen Samen zu verlieren. Da in China bekannt war, dass die Frau länger braucht, bis sich das Yang ihrer Erregung entfaltet, war es von alters her selbstverständliche Pflicht des Mannes, der sein Yang viel schneller parat hat, dieses zurückzuhalten, um der Frau Genuss zu verschaffen.

Diese Kurzbeschreibung der Bedeutung von Sexualität in China ist allerdings ein sehr begrenzter Ausschnitt aus der Fülle an Wissen und Erfahrung der Chinesen bezüglich der energetischen Abläufe und Heilwirkung der sexuellen Vereinigung.

»Wenn sie (die Frau) das weibliche Element mittels des männlichen Elementes nährt, werden eine Myriade von Krankheiten vertrieben; ihre Gesichtsfarbe wird schimmern, die Haut wird glatt und rein sein, die Jahre gehen dahin, ohne dass sich das Alter zeigt und ohne dass das jugendliche Aussehen vergeht. Wenn die Frau diesen Weg beharrlich verfolgt und beständig Verkehr mit Männern hat, wird sie selbst dann keinen Hunger verspüren, wenn sie neun Tage nichts gegessen hat.«

Dass sich diese Aussagen auf eine sehr hohe Ebene der körperlichen Liebe beziehen, versteht sich von selbst. Die sexuelle Begegnung, eingebettet in meditative Übungen, war ein Mittel, um die Lebenskraft zu stärken, um dadurch geistige Reife und Gesundheit zu erlangen. Dieses hohe Niveau der körperlichen Liebe, der bewusste und sensible Umgang miteinander, der jeden Liebesakt in höchster Wonne gipfeln ließ, könnte doch auch für uns im schnelllebigen Westen zum Vorbild werden.

Auch heute weiß der »moderne« Taoist noch, dass »Jadeschaft« und »Jadegrotte« nach dem Höhepunkt eine Weile vereint bleiben sollen, damit sich die Samenflüssigkeit und die Säfte der Vagina miteinander vermischen können. Der Austausch von beidem stärkt Gesundheit und Vitalität der Liebenden. Dass dem so ist und man sich daran halten soll, habe ich auch 1978 von meinen taiwanesischen Tai-Qi-Lehrer erfahren. Da es ja nichts schaden kann, rate ich Ihnen es auszuprobieren, ein schönes Gefühl ist es allemal.

Energetisch gesehen kann eine Frau durch erfüllte Sexualität verstärkt ihr weibliches Potential entwickeln. Sie wird liebevoller und gelassener. Gleichzeitig besteht für sie die Möglichkeit, die »starken Seiten« ihres Partners zu übernehmen. Ist eine Frau eher introvertiert und schüchtern, kann sie durch die innige, liebevolle Beziehung zu einem kontaktfreudigen Mann ihre Zurückhaltung überwinden lernen. Umgekehrt wird ein »Raubein« durch die Inspiration einer gefühlvollen Partnerin über kurz oder lang ein gewisses Maß an Freundlichkeit entwickeln. Der energetische Austausch durch erfüllte Sexualität ist eines der geheimnisvollen, wunderbaren Geschenke der Liebe. Es offenbart sich am ehesten dort, wo jeder Partner – aufgrund seiner inneren Einstellung und nicht aus Angst zu zeigen, was er möchte – mehr um die Freude des anderen bemüht ist, als um das eigene Vergnügen.

Ursachen für den Frust mit der Lust

Das vorgeburtliche Qi und das aus Nahrung und Atemluft nachgeburtlich erzeugte Qi werden in den Nieren gespeichert. Zusammen bilden sie die Basis für das Yang, das Feuer, und das Yin, die Säfte der Nieren. Das Nieren-Yang ist die Basis für Lebens- und Liebeskraft, für Selbstbewusstsein, erotische Ausstrahlung, Potenz, Libido und Zeugungsfähigkeit. Das Nieren-Yin dient als Grundlage für Fruchtbarkeit, Ausdauer, Einfühlungsvermögen, für die Erlebnisfähigkeit von Nähe und Zärtlichkeit, für die Fähigkeit, sich zu öffnen und sich hinzugeben.

Aus westlicher Sicht liegen Störungen des sexuellen Erlebens in aktuellen Partnerschaftsproblemen, in früheren traumatischen Erlebnissen, sexualfeindlicher Erziehung und/oder in verdrängten Kindheitserfahrungen begründet. Solange sich die Störung im Rahmen einer Neurose bewegt, ist die Ursache rein psychischer Natur, und das Mittel der Wahl ist eine psychotherapeutische Behandlung.

Die traditionelle chinesische Medizin verfährt hier grundsätzlich anders. Zum einen kommen bei einer Störung immer mehrere, ganz unterschiedliche Ursachen zusammen: angeborene Konstitution, Beziehungen zu den Eltern, Prägung durch das soziale Umfeld, aber auch Ernährung und klimatische Bedingungen. Zum anderen äußern sich psychische Erlebnisse wie frühkindliche Verletzungen nicht allein in emotionalen oder sexuellen Problemen, sondern immer auch auf energetisch-organischer Ebene. Und umgekehrt lösen negative Einflüsse auf unsere Organe, wie beispielsweise äußere Kälte und abkühlende Nahrungsmittel, auch emotionale und sexuelle Probleme aus. Auf der Grundlage dieser ganzheitlichen Sichtweise verlangen sexuelle Störungen eine Behandlung sowohl auf organischer als auch auf psychischer Ebene.

Jedes organische Ungleichgewicht kann sich auf die Psyche, auf die Liebesfähigkeit und auf die Sexualität auswirken. Die sexuelle Erlebnis- und »Leistungsfähigkeit« ist am stärksten beeinträchtigt, wenn Nieren und Herz aus dem Gleichgewicht geraten sind.

Das Nierenfeuer anheizen!

Impotenz beim Mann und Orgasmusunfähigkeit bei der Frau sind die Schrecken einer jeden Liebesbeziehung. Dabei sind sie eher selten im Vergleich zu dem schleichenden Liebestöter »Unlust«. Wenn beim Mann längerfristig die Erektion ausbleibt oder eine Frau keinen Orgasmus mehr bekommt, ist das ein ernstes Problem. Die Betroffenen werden sich vielleicht um therapeutische Hilfe bemühen. Was aber geschieht, wenn die Abstände zwischen den sexuellen Begegnungen aus ganz banalen Gründen immer länger werden? Nicht weil der Mann nicht kann oder die Frau keine Aussicht auf einen Orgasmus hat, sondern weil Mann und Frau ganz einfach keine Lust haben – sich lieber unterhalten, gemeinsam essen gehen oder zusammen fernsehen.

Was tun, wenn er sie begehrt, sie aber immerzu müde ist und beim besten Willen keine Lust verspürt? Oder wenn sie ihn seit Wochen umwirbt, und er bei aller Liebe nicht von der Arbeit abschalten kann? Woran liegt es, dass zwei sich liebende Menschen keine Lust mehr haben, miteinander zu schlafen?

Neben der häufigsten Begründung »Gewohnheit« scheinen heutzutage viele Menschen so viel mit den eigenen Aufgaben und Problemen zu tun zu haben, dass kein Überschuss mehr für den anderen da ist. Wenn eine Beziehung darauf aufbaut, dass man bedürftig ist und etwas braucht, dann kann es nicht verwundern, dass irgendwann mal etwas schiefgehen muss. Denn zum Wesen der Liebe gehört doch der Wunsch, etwas zu geben. Dass darauf ein Gegengeschenk erfolgt, ist natürlich; Berechnung in der Liebe aber ist unnatürlich. Egozentrik oder das Gefühl von Bedürftigkeit sind Liebestöter, die ein Gegengewicht brauchen, nämlich das Gefühl inneren Reichtums. Der überkritische Blick in den Spiegel und das Streben nach der superschlanken Figur sind schlechte Berater, wenn es darum geht, das Gefühl zu erleben, dass man etwas zu geben hat. Dass jeder Mensch ganz viel zu geben hat, ist sicher. Ein Problem ist jedoch, dass wir oft nicht unseren Reichtum anschauen, sondern unsere Armut. Würden wir unser Augenmerk auf das richten, was wir haben und nicht auf das, was wir glauben, nicht zu haben, dann würden wir über kurz oder lang Menschen treffen, die ebenfalls viel zu geben haben und unseren Reichtum würdigen können.

Aus der Sicht der TCM sind Angst, fehlendes Selbstvertrauen, mangelnde Ausstrahlung und geringe sexuelle Lust kein rein psychisches Problem. Es gibt eben auch eine energetische Ursache, die sehr gut zu beeinflussen ist. Körperliche Erschöpfung und mangelndes sexuelles Interesse basieren in erster Linie auf einem Yang-Mangel der Nieren. Die zweite mögliche Ursache ist eine Leber-Qi-Stagnation, die zusammen mit Empfehlungen für den Umgang damit im Kapitel über das Holz-Element erörtert wurde.

Der Mann ist in der Regel seltener von einer Yang-Schwäche der Nieren betroffen als die Frau, da sein Nierenfeuer konstitutionell stärker ist. Stress, intellektuelle Überanstrengung, Süßigkeiten und Qi-lose minderwertige Nahrungsmittel sorgen jedoch für eine steigende Tendenz, auch beim Mann. Da die Frau mehr Yin (Blut und Säfte) hat, dafür aber weniger Yang (Qi und Wärme), leidet sie eher an Kälte und Übergewicht. Ihre Sorge um die schlanke Linie verleitet sie häufig, abkühlende Nahrungsmittel wie Joghurt, Rohkost und Südfrüchte zu bevorzugen. Frauen neigen überhaupt – meist aufgrund ihres »modernen« Ernährungsbewusstseins – eher dazu, abkühlende Speisen wie Salate, Früchte und Milchprodukte zu essen und erwärmende Nahrungsmittel wie Fleisch, die Lieblingsspeise vieler Männer, abzulehnen. Außerdem sind Frauen häufig hochgradig überbelastet, wenn sie neben der Familie auch noch einen Beruf ausüben. Starke Gelüste auf Süßspeisen und Zucker sind, wie bereits mehrfach erwähnt, eine Folge von Milz-Qi-Mangel. Da das Nieren-Yang den Mittleren Erwärmer, also die Milz, erwärmen muss, wird es bei einer Milzschwäche auf Dauer ebenfalls in Mitleidenschaft gezogen.

Wenn das Problem maßgeblich mit Ernährungsfehlern zusammenhängt, lässt es sich umgekehrt über die Ernährung auch wieder ausgleichen, indem man das Yang der Nieren stärkt. Wenn Sie die schleichende Unlust in knisternde Spannung umwandeln wollen, heizen Sie ein mit köstlichen Gerichten und Liebesmitteln, die nicht nur die Körpertemperatur ansteigen lassen:

• Lamm- oder Rindfleisch, in Rotwein mariniert, Rinderbrühe mit Lauch, Rindfleisch mit Meerrettich, Hammelfleisch mit Knoblauch, Fasan, Reh, Hirsch und Wildschwein, Hühnersuppe mit Frühlingszwiebeln und Curry, Huhn in Butter und viel frischem Ingwer und Curry gebraten, mit Sake aufgegossen
• Wildlachs, Thunfisch, Aal, Sardellen und Shrimps, gebraten, gegrillt oder geräuchert, mit gerösteten Walnüssen, in Wein gekocht, mit Nelkenpulver

- Lauch, mit Ziegenkäse überbacken, Kürbisgemüse mit Thymian und einem Schuss Wodka, Fenchel und Karottengemüse mit Rotwein und Chili
- Gerösteter Reis mit Frühlingszwiebeln und gerösteten Pinienkernen, geröstete Hirse, in Rotwein gekocht, frischer Mais mit Chili, Polenta mit geröstetem Buchweizen
- Gedünstete Äpfel mit Zimt und Kardamom, gerösteten Walnüssen und Thymianhonig, gebackene Aprikosen mit Rumrosinen
- Verbannen Sie alle kalten Zutaten, vor allem sauer-kalte und -erfrischende wie Joghurt, Sauermilch, saure Früchte und Früchtetee. Stattdessen verwöhnen Sie Ihren Liebsten, Ihre Königin der Nacht mit wirklich gutem, vollmundigem Rotwein, heißem Reiswein (Sake) oder würzigem Yogitee. Nach solch einem Menü schmilzt selbst im tiefsten Winter das Eis, und nicht nur das.

Damit die Quelle sprudelt!

Angst vor Nähe und Zärtlichkeit erleben Menschen, deren Nieren zuwenig Säfte haben. Ein Panzer aus Zurückhaltung hindert diese Menschen daran, spontane Gefühlsäußerungen zeigen zu können, und lässt ihre Liebespartner vergeblich auf Zuwendung und Einfühlsamkeit hoffen. Durch eine Leber-Qi-Stagnation können dieselben Tendenzen hervorgerufen oder verstärkt werden. Während bei Nieren-Yang-Mangel die energetische Spannung zu niedrig ist, was beim Mann zu geschwächter Potenz, bei der Frau zu Unlust führt, verursacht Säftemangel muskuläre und nervliche Überspanntheit, so dass der Mann zu vorzeitiger Ejakulation neigt und den Liebesakt zu schnell vollzieht. Aufgrund der erhöhten Anspannung und Nervosität gelingt es dann der Frau nicht, sich fallenzulassen, lustvolle Empfindungen zu erleben und im Orgasmus aufzulösen. Emotionale Blockaden versagen Mann und Frau, tiefe und zärtliche Gefühle zu empfinden, so dass der Geschlechtsakt weniger dem Genuss und der Freude, als vielmehr dem Abbau von Spannungen dient.

Nervosität und Anspannung sind nicht selten die Folgen eines falsch verstandenen Wunsches nach Intensität. Menschen, die Gelassenheit mit Langeweile verwechseln, putschen sich gerne mit Kaffee, Rotwein oder Zigaretten auf. Innere Anspannung, häufig die Folge von diesen austrocknenden Genussmitteln, wird dann zum Motor, den Menschen voranzutreiben, ihm das Gefühl zu geben, er erlebe die Dinge hautnah, intensiv und erregend. Die zunehmende Unfähigkeit, Gefühle intensiv leben zu können, treibt den Menschen immer mehr in äußere Aktivitäten, bis körperliche Beschwerden diese Treibjagd stoppen oder immer wiederkehrende Enttäuschungen in Liebesbeziehungen den Menschen wachrütteln.

Meditative Bewegungsübungen wie Yoga, Tai Qi und Qi Gong oder therapeutische Körperarbeit wie Bioenergetik helfen dabei, den »Gefühlspanzer« zu knacken und verbannte Empfindungen offenzulegen. So können allmählich der Reichtum inneren Erlebens und intime Begegnungen mit einem geschätzten Menschen die Jagd nach äußeren Reizen überflüssig machen. In unserer Tai-Qi-Gruppe in Heidelberg haben wir alle während des einen Jahres die Erfahrung gemacht, dass das Bedürfnis nach Kaffee und Zigaretten durch regelmäßiges Üben deutlich nachlässt.

Dank

Von Herzen danke ich allen meinen Lehrerinnen und Lehrern, ganz besonders Lama Ole Nydahl. Dem chinesischen Arzt und Qi-Gong-Therapeuten Dr. Zhang und meinem Betreuer Martin Bruckmeier in Chengdu (China) habe ich es zu verdanken, dass ich die wunderbare Wirkung der chinesischen Medizin und der heilenden chinesischen Kochkunst kennenlernen durfte, um sie im Westen anzuwenden und zu verbreiten. Den Dozentinnen unserer Ausbildungsgruppen, meinen Freundinnen Gabriele Klinger, Susanne Peroutka und Christiane Seifert danke ich für unsere fruchtbare und engagierte Zusammenarbeit. Meinen Lektorinnen Erdmute Otto und Simone Hillebrand danke ich für den inspirierenden, entlastenden Austausch, Tomek Twardowski sowie Michael Epperlein für die engagierte & kreative Umsetzung der Texte.

Nachwort

Was immer mich begeistert und mir Freude macht, möchte ich gerne mit anderen Menschen teilen. Dazu gehört vor allem ein gutes Essen, das ist mein Lebenselixier.

Schon als Kind war ich am liebsten in der Küche und habe gerne gute Hausmannskost gegessen. Auch habe ich von klein an leidenschaftlich gerne Bücher gelesen, und mit zunehmendem Alter am liebsten historische Romane, in denen es um die Lebensweise und Esskultur in anderen Ländern geht. Davon hatte ich später großen Nutzen, als ich 1992 die erste Fassung dieses Buches schrieb.

Dank meines Tai-Qi-Lehrers Sanlii Chang wurde ich 1982, während meines Studiums in Heidelberg, mit der chinesischen Küche vertraut gemacht, und ich lernte, welche Zutaten nicht nur den Körper sondern auch den Geist nähren.

1984 kam ich schließlich mit der TCM und der 5-Elemente-Ernährung in Berührung und war hellauf begeistert. Nach meinen Erfahrungen im Studentenwohnheim mit köstlichen Speisen aus aller Herren Ländern waren die seit gut 3000 Jahren in China überlieferten und auf eine gute Gesundheit und auf ein langes Leben ausgerichteten Empfehlungen zur Ernährung und Lebensführung das absolute Highlight für mich.

Die 5-Elemente-Ernährung kann in jeder Region, in jedem Klima und in jeder einheimischen Küche zur Anwendung kommen. Gerade in Anbetracht weit verbreiterter Ernährungsirrtümer und fragwürdiger Diäten tut es gut, mehr auf seinen Bauch zu hören und in guter Qualität das zu essen, worauf wir gerade Appetit haben.

Wohl bekomm's!
Barbara Temelie

Literaturhinweise

Bode, Thilo: *Die Essensfälscher. Was uns die Lebensmittelkonzerne auf die Teller lügen*, S. Fischer Verlag, Frankfurt am Main 2010

Daiker, Ilona; Kirschbaum, Barbara: *Die Heilkunst der Chinesen*, Rowohlt Verlag 1997

Grandjean, Dr. med. M. / Birker, Dr. med. K.: *Das Handbuch der Chinesischen Heilkunde*, Joy Verlag 1997

Flaws, Bob; Lee Wolf, H.: *Das Yin und Yang der Ernährung*, O.W. Barth Verlag, Bern 1992

Frank, Gunter: *Lizenz zum Essen. Stressfrei essen, Gewichtssorgen vergessen*, Piper Verlag, München 2009

Grimm, Hans-Ulrich: *Vom Verzehr wird abgeraten. Wie uns die Industrie mit Gesundheitsnahrung krank macht*, Droemer Verlag, München 2012

Grimm, Hans-Ulrich: *Die Ernährungslüge. Wie uns die Lebensmittelindustrie um den Verstand bringt*, Droemer-Knaur Verlag, München 2005

Kaptchuk, Ted: *Das große Buch der Chinesischen Medizin*, Knaur MensSana 2010

Kind, Sooni; Spielberg, Sabine: *Die vegetarische 5-Elemente-Küche*, Joy Verlag, Oy-Mittelberg 2011

Klinger, Gabriele; Duve, Christina: *Die 5-Elemente-Küche für jeden Tag*, BLV Verlag, München 2007

Pollmer, Udo: *Esst endlich normal! Wie die Schlankheitsdiktatur die Dünnen dick und die Dicken krank macht*, Piper Verlag, München 2005

Pollmer, Udo; Fock, Andrea; Gonder, Ulrike: *Prost Mahlzeit! Krank durch gesunde Ernährung*, Kiepenheuer & Witsch Verlag, Köln 2006

Schneider, Karola B.: *Kraftsuppen nach der Chinesischen Heilkunde*, Joy Verlag, Oy-Mittelberg

Seifert, Christiane : *Die Fünf-Elemente-Küche. Gesund essen nach der chinesischen Ernährungslehre*, Trias Verlag, Stuttgart 2009

Temelie, Barbara; Trebuth, Beatrice: *Das Fünf Elemente Kochbuch*, Joy Verlag 2009

Temelie, Barbara/Trebuth, Beatrice: *Die Fünf Elemente Ernährung für Mutter und Kind*, Joy Verlag 2009

Temelie, Barbara: *Mit der 5-Elemente-Ernährung zur Wohlfühlfigur*, Knaur MensSana 2009

Temelie, Barbara: *Abnehmen mit der 5-Elemente-Ernährung*, Knaur MensSana 2013.

Weitere Quellenhinweise der Autorin:

EU.L.E.e.V., Europäisches Institut für Lebensmittel- und Ernährungswissenschaften e.V., Wissenschaftliche Leitung Udo Polmer in Zusammenarbeit mit einem wissenschaftlicher Beirat
Anmerkung der Autorin: »EU.L.E. ist beste Quelle um sich vor Ernährungsirrtümern zu schützen!

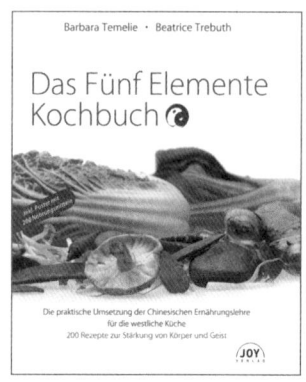

B. Temelie & B. Trebuth
Das Fünf Elemente Kochbuch
256 Seiten, Klappenbroschur,
vierfarbig mit Fotografien
inkl. Poster: Nahrungsmittelliste

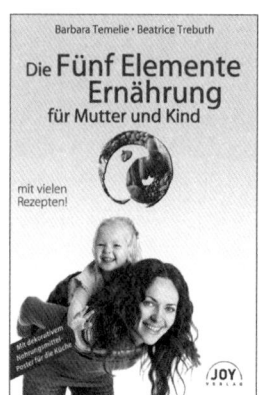

B. Temelie & B. Trebuth
**Die Fünf Elemente Ernährung für
Mutter und Kind**
Mit vielen Rezepten
240 Seiten
inkl. Poster: Nahrungsmittelliste

*Poster
auch separat erhältlich*:

Barbara Temelie
**Nahrungsmittelliste nach den
5 Elementen**
Poster: 26 x 60 cm,
(wird gefalzt geliefert)
ISBN 978-3-8186-2583-2